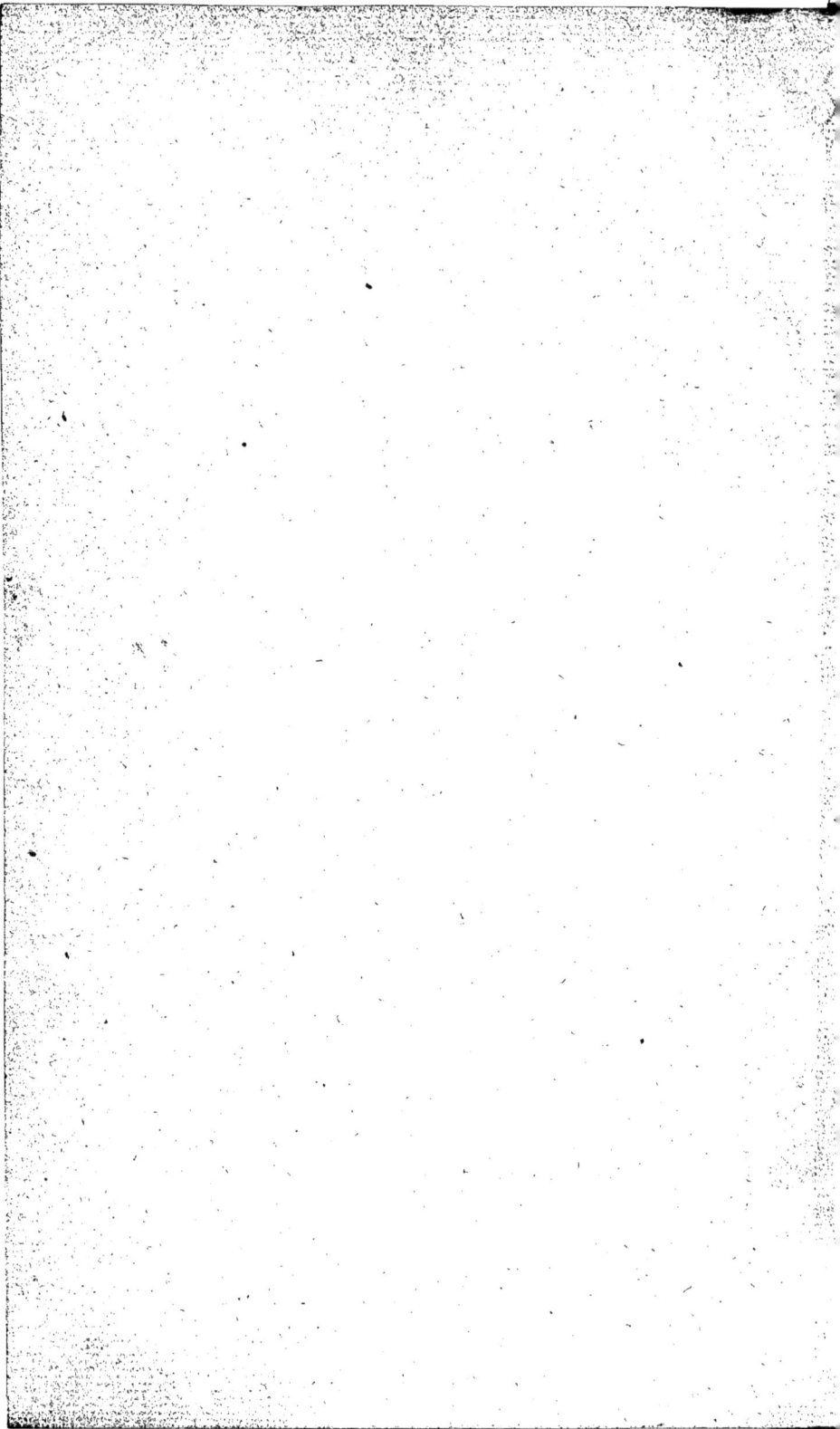

VILLE DE NICE

ASSAINISSEMENT DE NICE

RAPPORT

AU CONSEIL MUNICIPAL

Lu à la Séance publique du 28 Mars 1887

PAR

Le Dʳ A. BALESTRE

Directeur du Bureau Municipal d'Hygiène de la Ville de Nice

Professeur Agrégé — Conseiller Général.

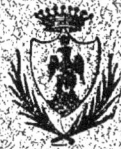

NICE

TYPOGRAPHIE, LITHOGRAPHIE ET LIBRAIRIE A. GILLETTA

2, Place St-Dominique, et descente Crotti, 6.

1887

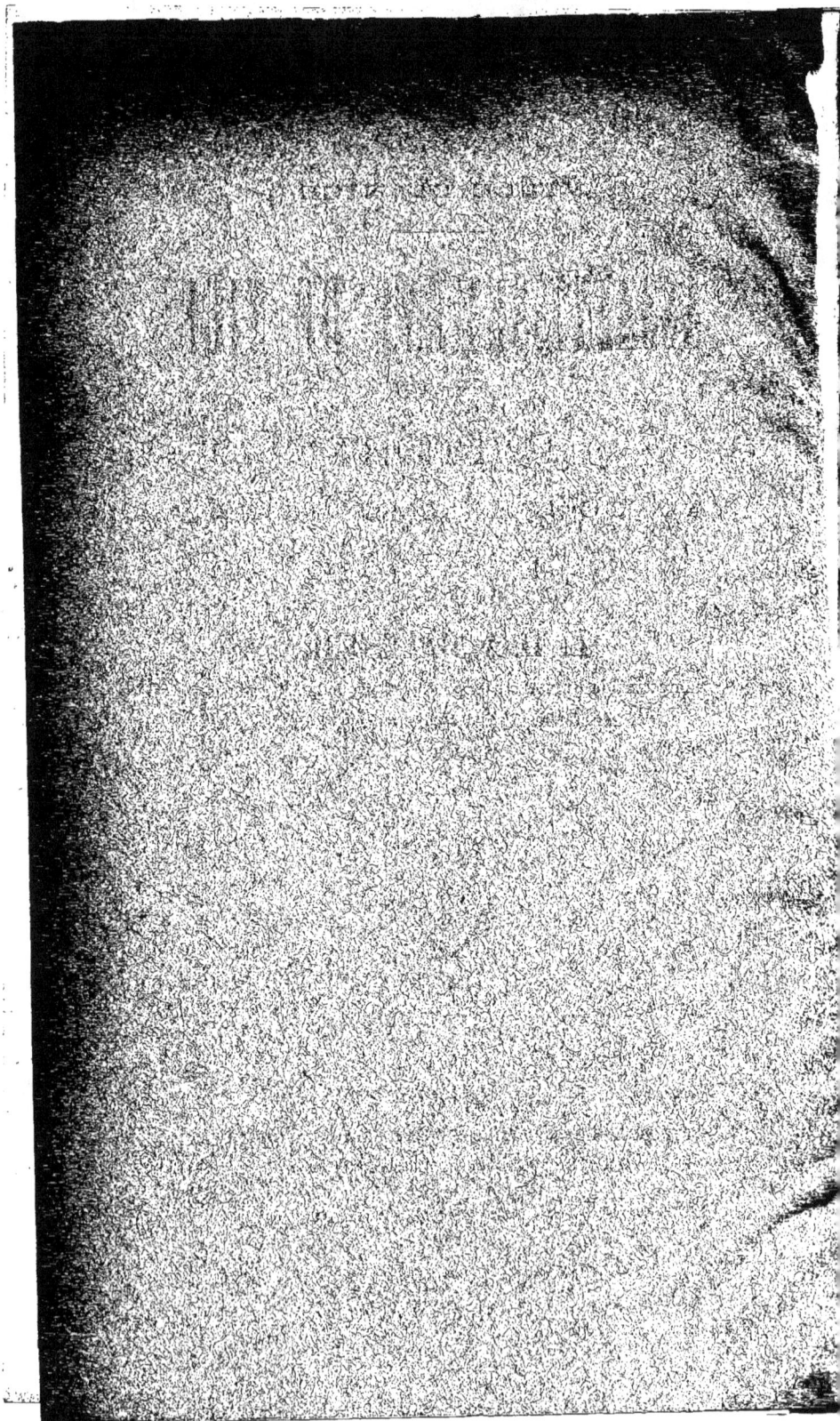

ASSAINISSEMENT DE NICE

VILLE DE NICE

ASSAINISSEMENT DE NICE

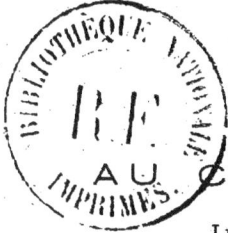

RAPPORT
AU CONSEIL MUNICIPAL

Lu à la Séance publique du 28 Mars 1887

PAR

LE Dʳ A. BALESTRE

Directeur du Bureau Municipal d'Hygiène de la Ville de Nice
Professeur Agrégé — Conseiller Général.

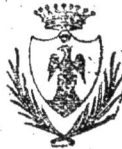

NICE
TYPOGRAPHIE, LITHOGRAPHIE ET LIBRAIRIE A. GILLETTA
2, Place St-Dominique, et descente Crotti, 6.

1887

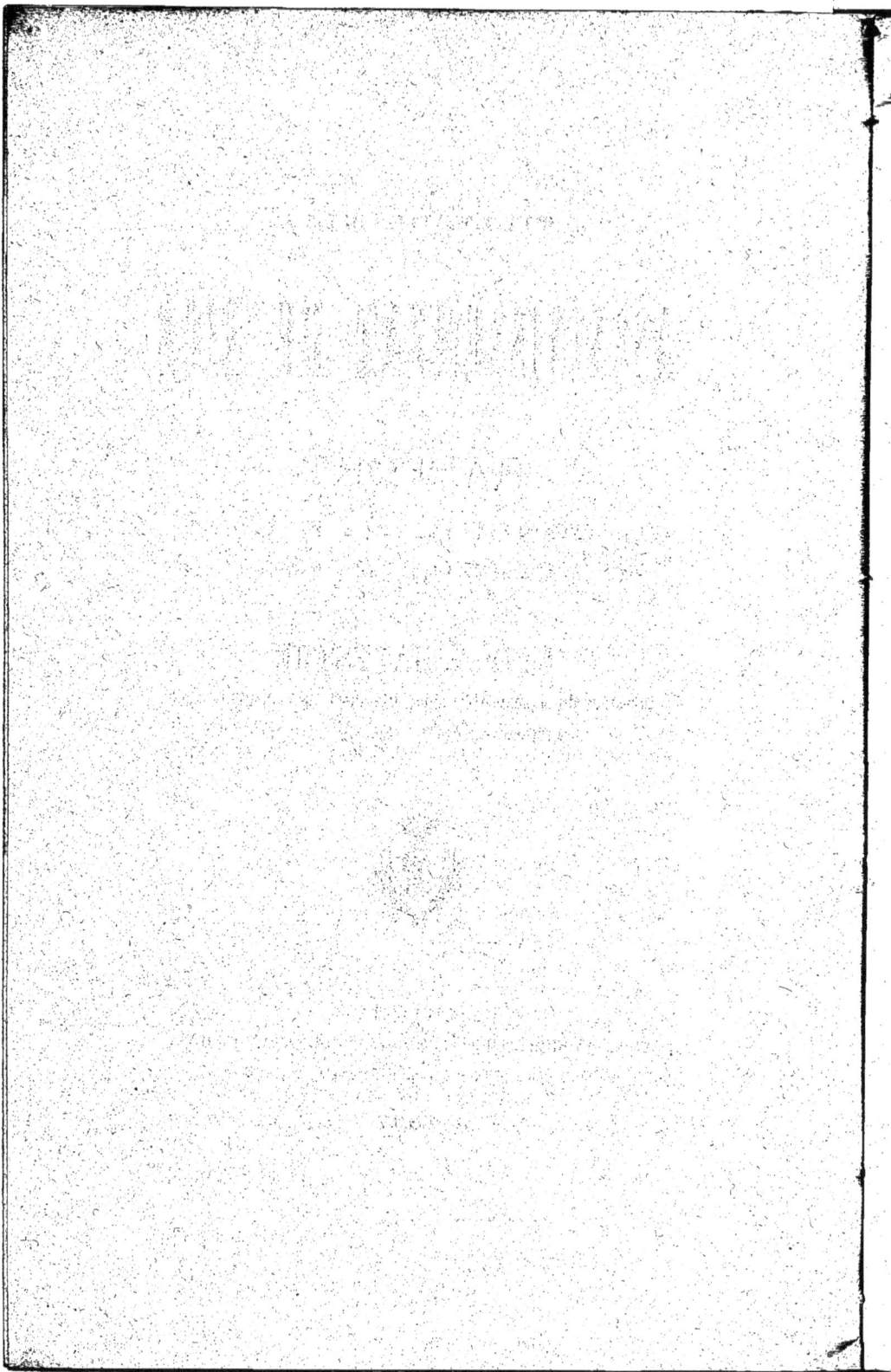

PRÉFACE

Au moment de livrer à la publicité le rapport que j'ai eu l'honneur de lire au Conseil Municipal de Nice, dans sa séance du 28 Mars 1887, je manquerais à un devoir si je ne citais les sources auxquelles j'ai largement puisé pour mon travail et qu'il a été souvent impossible de citer au cours même de la rédaction. J'ai puisé mes renseignements dans l'article Egout du Dictionnaire encyclopédique des sciences médicales, article dû à la plume si autorisée de M. le professeur Arnould. Les publications de M. Durand-Claye, de MM. Napias et Martin, de M. Masson, de M. Humblot, les nombreux rapports de la Commission de l'assainissement de Paris, le rapport si remarquable de M. Bourneville sur l'assainissement de la Seine, le beau livre du Docteur Pacchiotti, della fognatura di Torino, les statistiques de M. Bertillon, les publications du Docteur Richard et les nombreux articles de la Revue d'hygiène *et de police sanitaire m'ont fourni des renseignements nombreux et précieux dont le mérite revient en entier aux auteurs que je viens de citer.*

Je dois de très-vifs remerciements à M. le professeur Brouardel, M. le professeur Proust, M. le Docteur

*Richard, M. Herscher, M. le Docteur du Mesnil, M.
le Docteur Bourneville, M. Berlier, qui m'ont montré
tant d'intérêt pour l'assainissement de Nice et qui
ont tant contribué à préciser mes idées en hygiène
et à féconder mes études théoriques par les démonstrations les plus variées et les plus instructives. M.
Durand-Claye et les ingénieurs placés sous sa direction,
MM. Corot, Masson et Briqué ont droit aussi à toute ma
reconnaissance et je leur en marque ici la sincère
expression.*

*Qu'il me soit permis aussi de remercier M. le Doc-
teur Martin et M. le Docteur Napias, secrétaires généraux de la Société de Médecine publique et d'hygiène
professionnelle, qui ont mis à mon service, pour la
recherche des renseignements et l'étude pratique des
questions d'hygiène, leur grande compétence et une
inépuisable obligeance.*

*Je manquerais enfin à un devoir si je ne signalais
ici la part très active qu'a prise la Société de Médecine
et de Climatologie de Nice, à susciter ce mouvement
très-accentué d'opinion qui réclame l'assainissement de
la ville ; sous l'impulsion du regretté Docteur L. Thaon,
qui, le premier, a essayé d'amener à ces idées les gouver-
nants d'alors, elle a consacré bien des séances à l'étude
des questions sanitaires. Ce n'est qu'après bien des
années qu'elle a obtenu mieux que des promesses
banales, et on lui devra une bonne partie des résultats
que l'on va probablement atteindre.*

*Le projet Morris m'a été présenté alors que j'avais
l'honneur d'être adjoint au Maire de Nice ; je n'ai
demandé que des modifications de détail et le mérite de
l'avoir conçu revient tout entier à cet ingénieur dis-
tingué.*

Je ne revendique donc pour moi que l'honneur

*d'avoir été l'avocat sincère et convaincu d'une belle
cause, celle de l'assainissement de Nice ; et si je réussis
à persuader, je trouverai dans la prospérité de ma
ville natale une aussi douce récompense que dans toutes
les satisfactions de l'amour-propre d'auteur.*

DOCTEUR BALESTRE.

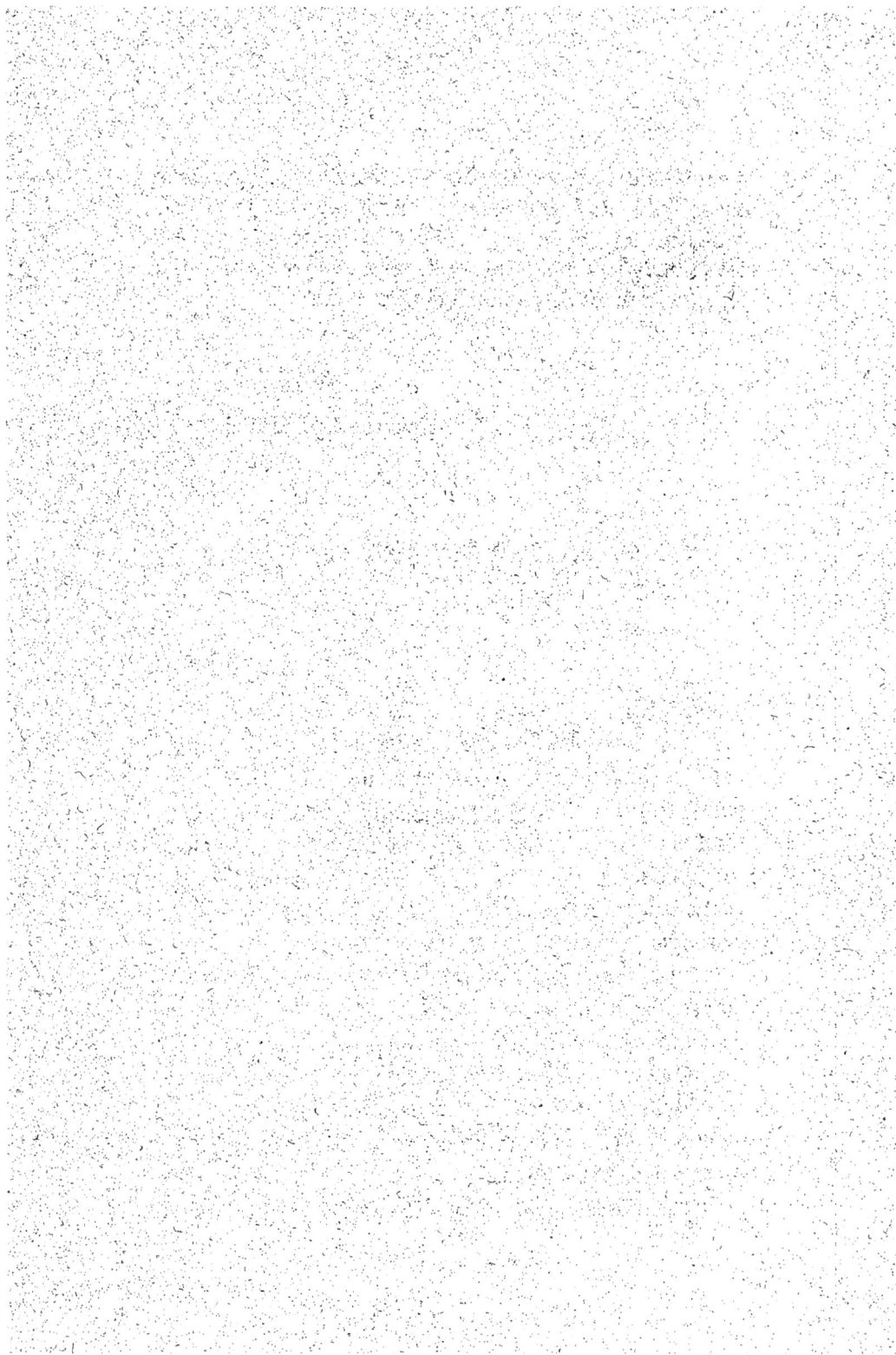

ASSAINISSEMENT DE NICE

Première Partie

DESCRIPTION ET EXAMEN CRITIQUE

DES

différentes méthodes d'assainissement des villes

L'examen complet de cette question serait un
véritable traité d'hygiène publique. Je dois circonscrire
l'objet de mon exposition et je négligerai de partis pris,
dans ce mémoire, toutes les questions d'hygiène et de
police sanitaire qui n'ont pas trait aux maladies infectieuses ; parmi celles-ci, également, je n'étudierai que
ce qui concerne la fièvre typhoïde et le choléra, négli-
geant à dessein les mesures à prendre contre la variole,
la rougeole, la diphthérie, la phthisie, etc.

L'approvisionnement d'eau de la ville de Nice
étant largement assuré par la distribution prochaine
des eaux de la Vésubie, je ne m'en occuperai pas ici. Je
rappellerai simplement que Nice reçoit chaque jour
13,000 mètres cubes d'eau des sources de Ste-Thècle et
60,000 mètres cubes d'eau de la Vésubie, pour les
usages urbains. C'est une quantité d'eau que bien peu
de villes possèdent, puisqu'elle donne pour la popula-

tion normale près de 1,000 litres d'eau par jour et par habitant. Je passerai sous silence également la question de l'enlèvement des ordures ménagères ; un travail spécial est en préparation sur ce point.

Le contage de la fièvre typhoïde et du choléra réside dans les matières fécales. Par quelle voie sont-elles éliminées ? Comment faut-il les éliminer ? Que fait-on à cet égard dans les autres villes ? Tel est l'objet circonscrit de mon travail.

Je vais étudier : A. Le système des fosses fixes. — B. Le système des fosses mobiles ou tinettes — C. Le tout à l'égout. — D. Les Separate-System avec leur différentes variantes.

A. *Fosses fixes*. — Si je voulais être rigoureusement complet et présenter un résumé historique de la question, je devrais, en première ligne, parler du *tout à la rue*, de ce système barbare de vidange dont chacun a pu voir un répugnant échantillon dans quelque village éloigné. Tel a été le premier système de vidange employé et il est certain que les fosses fixes ont réalisé un progrès considérable sur cet état de choses primitif. —Chacun connaît la fosse fixe ; je ne la décrirai pas. Je dois ici faire ressortir les graves reproches qu'on peut lui adresser au nom de l'hygiène.

Les matières qui arrivent aux fosses fixes par les tuyaux de chute, y demeurent quelquefois un temps très-long. J'ai vu dans des fosses de la vieille ville, des matières transformées en une sorte de terreau très-dur, qu'il fallait attaquer au pic.

Les matières vertes arrivées dans la fosse y fermentent et répandent dans les maisons avec lesquelles elles communiquent par les tuyaux de chute, des gaz méphitiques et dangereux. La maison se trouve dès lors en communication permanente avec le foyer où se trouvent conservés les germes de fièvre typhoïde, choléra et autres qui, bien que n'étant pas d'origine fécale, aboutissent tout de même aux fosses d'aisance.

Le tuyau de chute n'est pas la seule voie de communication entre la fosse et la maison. Dans une enquête qui est loin d'être terminée et que le bureau d'hygiène conduit avec toute l'activité possible, je relève un point instructif; sur 1285 fosses examinées 281 ont leur ouverture d'extraction dans l'intérieur de la maison; j'ai vu cette dangereuse disposition même dans de luxueuses villas; c'est donc un danger de plus pour les habitants de ces maisons.

Une fosse fixe n'est jamais étanche; même lorsqu'elle est construite avec soin, les matières en fermentation, par une affinité chimique très-développée, attaquent la chaux des ciments, s'infiltrent dans le sol voisin à travers les parois et vont souiller les eaux de puits, les fondations des maisons et tout le sous-sol avoisinant; les germes typhogènes se conservent dans le milieu chargé de matières organiques, et, lorsqu'une circonstance quelconque les fait pénétrer à nouveau dans un organisme humain, ils font de nouvelles victimes.

Voilà ce qui arrive dans les fosses bien construites : or elles le sont rarement; les propriétaires ont intérêt à réduire le cube à extraire afin de diminuer les frais d'extraction; les Compagnies de vidange ont intérêt à diminuer la quantité d'eau jetée dans les fosses afin de laisser une plus grande valeur agricole aux engrais ; il en résulte que l'étanchéité des fosses est difficile à réaliser et presque toujours évitée dans la pratique ; les unes ont leurs parois perméables ; les autres n'ont pas de radier ou ont un radier imparfait ; on voit des propriétaires qui apprécient leurs fosses en raison de la rareté des opérations de vidange qu'elles nécessitent ; lors de la réforme hygiénique de Munich, un bon bourgeois disait avec orgueil que sa fosse était la meilleure de la ville ; depuis 25 ans, elle n'avait pas été vidangée.

A Nice un très grand nombre de fosses ont des surverses à l'égout ; lorsque les liquides atteignent un certain niveau, ils s'écoulent dans l'égout public ; nous verrons plus loin les graves inconvénients de cette pratique.

On reproche encore à la fosse fixe de nécessiter plus ou moins souvent la répugnante opération des vidanges ; celle-ci est opérée souvent par les moyens les plus primitifs ; elle s'accompagne quelquefois d'illusoires moyens de désinfection, et même quand elle est faite par des moyens perfectionnés, elle impose la servitude de voir circuler dans nos rues un matériel dont l'aspect inspire toujours la répugnance. Quand l'opération est faite avec soin, les inconvénients en sont grandement atténués ; mais qui de nous n'a rencontré ces charrettes chargées de sordides barils ? qui n'a eu la vue et l'odorat offensés par ces vidangeurs rustiques, se livrant, la nuit, au labeur le plus pénible et le plus dégoûtant ?

Les villes à fosses fixes sont les villes à forte mortalité; tous les efforts de l'hygiène doivent tendre à les supprimer. Je cite aux annexes les statistiques qui montrent la diminution de la mortalité par fièvre typhoïde par la suppression des fosses fixes ; je citerai la ville de Dantzig, qui, avant d'être drainée, avait par fièvre typhoïde une mortalité de 99 par 100,000 habitants (Pacchiotti, della fognatura di Torino), et qui a vu en 1880 cette mortalité se réduire à 7,4 pour 100,000 habitants. L'exemple de Francfort est aussi démonstratif ; on verra aux annexes un diagramme qui montre de la manière la plus saisissante la mortalité par fièvre typhoïde diminuant en même temps que les fosses fixes se suppriment.

On a, il est vrai, proposé divers moyens d'atténuer les graves inconvénients de la fosse fixe. On a proposé de transformer la fosse en *pile à vidanges*, en revêtant ses parois de briques vernissées ; un orifice spécial permet de la vider par aspiration sans qu'il y ait aucune communication entre la fosse et l'atmosphère et après que l'action d'un mélangeur aurait brassé les matières pour rendre homogène le liquide contenu dans la fosse.

Ces améliorations ne suppriment pas les inconvénients des fosses fixes. D'abord, 1° Il sera très difficile, sinon impossible, d'obliger tous les propriétaires de couvrir les parois de leurs fosses d'un revêtement de briques vernissées ; aucune administration, si bien servie qu'elle fût, ne suffirait à cette tâche. 2° Comment constaterait-on que ce revêtement se maintient en bon état puisque la fosse serait hermétiquement close ? Les joints seraient attaqués et les infiltrations, ne se raîent pas évitées (1). 3° La communication de la fosse avec la maison par les tuyaux de chute ne serait pas évitée. 4° De pareilles fosses imposeraient la vidange pneumatique, et celle-ci n'est pas praticable partout. Enfin, 5° Le plus grave inconvénient de tous existerait dans toute sa plénitude.

La fosse est l'ennemie de l'eau. Si l'on admet l'usage des fosses fixes, on sera toujours conduit à économiser l'eau dans l'habitation. Or, peut-on faire l'assainissement sans un large usage de l'eau ; il ne faut pas se le dissimuler ; un système de vidanges, quel qu'il soit, n'est qu'un outil, outil indispensable, c'est vrai, mais le vrai problème sanitaire est dans l'assainissement des habitations. Celui-ci ne pourra être poursuivi que peu à peu, et il ne sera possible qu'avec un système public qui rende facile et abondant l'usage de l'eau. La fosse condamne à la pénurie sous peine de voir augmenter outre mesure les frais d'extraction. Un hygiéniste me citait le fait d'un général, habitant Paris, à qui son propriétaire avait donné congé parce qu'il prenait un bain tous les jours ; le mètre cube d'eau propre à fournir lui coûtait 0,25 centimes ; ce même

_____

(1) Wibel a démontré que les liquides ont toute leur puissance de diffusion quand ils sont immobiles et que cette puissance est annulée quand ils sont en mouvement. Cette loi de physique explique pourquoi les fosses fixes se laissent si aisément traverser par les liquides qu'elles contiennent alors que l'on donne facilement l'étanchéité aux égouts bien construits.

Lorsque les parois des égouts sont inégales, il existe forcément dans les creux, des points morts où les liquides stagnent. Dans ce cas l'étanchéité n'existe plus. Dans les égouts ou les conduites à parois lisses, cet accident ne s'observe plus.

mètre cube sali lui coutait 3 francs pour être enlevé.

Restreindre l'usage de l'eau, c'est porter entrave à la propreté individuelle, c'est limiter les lavages du linge, de l'habitation, etc. Quelle idée d'assainissement pourrait se baser sur un pareil principe ?

M. Mouras, de Vesoul, a cherché le moyen de supprimer cet inconvénient si capital de la fosse fixe. Je le cite parce que l'usage de la fosse Mouras a été récemment proposé à Nice.

« Cet appareil consiste essentiellement à faire
« plonger le tuyau de chute par son orifice inférieur
« dans le liquide d'une fosse ou d'un tonneau toujours
« pleins d'eau et remplis une fois pour toutes ; un tuyau
« de vidange ou de décharge, plongeant aussi par une
« extrémité supérieure recourbée dans le liquide de
« cette fosse toujours pleine, descend par une branche
« inférieure, aussi allongée qu'il est nécessaire, jusqu'au
« récipient d'irrigation domestique ou dans le liquide
« contenu dans le branchement de l'égout de la rue ;
« cette installation une fois faite, les matières solides
« et liquides tombent dans le liquide ; mais au bout
« d'un temps assez court et sans aucune addition d'in-
« grédients chimiques, elles sont transformées en un
« liquide homogène, à peine trouble, qui tient tout en
« suspension, à l'état de fils ou de grains à peine visi-
« bles, sans rien laisser déposer, ni contre les parois
« du tuyau d'évacuation, ni au fond du canal d'égout ;
« chaque volume de déjection nouvelle fait sortir im-
« médiatement un volume égal de déjection ancienne
« élaborée, fluidifiée, sous forme d'un liquide à peine
« odorant auquel rien ne manque des éléments orga-
« niques et inorganiques des déjections. » (Napias et Martin — *Hygiène en France*).

Quelques fosses Mouras sont en usage à Paris ; les ingénieurs de la ville que j'ai interrogés me dirent que le liquide sortant de ces fosses, exhalait une odeur insupportable et que les égoutiers s'en plaignaient très vivement. L'infiltration du sous-sol n'est pas évitée, car une fosse en maçonnerie ne peut pas se maintenir étanche ; elle présente enfin les inconvenients que je vais signaler à propos des tinettes.

B. — *Fosses mobiles ou tinettes*. — Si la tinette reçoit tous les solides et tous les liquides, elle semblerait devoir éviter l'infection du sous-sol ; mais l'usage de l'eau, si nécessaire à l'assainissement des habitations, serait restreint par la nécessité où l'on se trouverait de les vider ou de les remplacer à chaque instant pour peu que la consommation d'eau fût importante. Or il arrive que, malgré la surveillance, les tinettes pleines ne sont pas remplacées à temps ; elles versent alors leur trop plein dans les caves et dans les sous-sols qu'ils infectent. Je pourrais citer une maison de la rue Cardinal-Lemoine, où à la suite des déversements d'une tinette les fondations furent minées au point que la maison faillit s'écrouler ; on dut faire de longues et dispendieuses réparations, sans compter que plusieurs cas de fièvre typhoïde furent observés chez les locataires. (Communication verbale de M. le Docteur du Mesnil, membre de la commission des logements insalubres de Paris).

La tinette filtrante a la prétention de retenir les solides et de laisser aller les liquides à l'égout ; ici, on n'a plus à redouter l'infection du sous-sol ou la restriction de l'usage de l'eau, mais on peut signaler un autre défaut; les matières solides ne sont pas retenues; diluées par les liquides, elles vont peu à peu à l'égout, et alors, on se trouverait à Nice, en présence d'un grave inconvénient qui peut être reproché aux tinettes filtrantes, aux surverses des fosses fixes et aux fosses Mouras.

Si l'égout qui reçoit les matières fécales était imperméable, s'il était abondamment lavé, si sa forme et sa pente favorisaient le prompt éloignement des matières fécales sans jamais permettre leur stagnation, l'inconvénient serait nul, à tel point que les fosses et tinettes deviendraient inutiles; le tout à l'égout idéal serait réalisé.

Mais les égouts de Nice, sont loin de présenter ces conditions. Construits primitivement pour ne recevoir que les eaux pluviales, ils sont bien loin de posséder l'étanchéité nécessaire; ils ont été bâtis par fragments, sans plan d'ensemble, présentant des pentes, des contre pentes qui favorisent la stagnation des liquides; la forme de leur radier, la maçonnerie employée, tout rend dangereuse la projection dans les égouts de matières fécales. Je n'en veux pour preuve que la trop considérable mortalité par fièvre typhoïde observée à Nice et qui ne peut être attribuée qu'à la quantité de matières fécales clandestinement jetées dans les égouts et transformant ceux-ci en une vaste fosse fixe. Que de plaintes au sujet des odeurs qui se dégagent de nos égouts ! Tout le mal vient de ce qu'on demande à cette canalisation souterraine des services qu'elle ne peut pas rendre. Les égouts, je le répète, ne peuvent recevoir les matières fécales que lorsqu'ils sont étanches, lors-

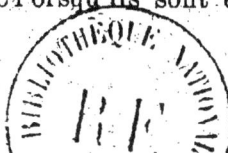

2

que leurs pentes sont méthodiquement réglées ainsi que
leur forme pour amener une prompte évacuation des
eaux vannes. Ce sont les conditions précisement
opposée qui existent à Nice ; égouts perméables, formes
vicieuses, pentes mal réglées. Dans ces conditions les
eaux de la rue et les eaux météoriques seules peuvent
y être admises.

Les défenseurs des fosses fixes et des tinettes, bat-
tus sur le terrain de l'hygiène, se sont réfugiés sur le
terrain économique et invoquent les intérêts de l'agriculture pour soutenir leurs systèmes attaqués. Je n'ai
pas la compétence nécessaire pour traiter la question
agricole, mais je crois cependant que l'engrais humain
peut être remplacé par d'autres engrais ; dans bien des
régions agricoles il n'est pas employé ; et s'il était si
nécessaire qu'on veut bien le dire, entendrait-on ces
plaintes quotidiennes sur les difficultés qu'on rencontre
aujourd'hui, à Nice, pour faire vidanger les fosses par
les paysans ?

D'ailleurs, en présence d'une situation sanitaire
aussi grave que celle que j'ai décrite ailleurs, l'hésita-
tion n'est pas permise. Il faut intervenir pour l'amé-
liorer. Les exigences de l'hygiène et les prétentions de
l'agriculture, si toutefois elle les maintient, sont incon-
ciliables, au moins pour le moment ; sans doute, il
faudra chercher le moyen d'atténuer dans la mesure du
possible le sacrifice qu'on demande à l'agriculture ;
mais aujourd'hui il faut choisir : ou une situation
agricole qui, en somme, n'a rien de bien brillant, ou
la fièvre typhoïde, le choléra et la ruine.

C. *Tout-à-l'égout.* — La doctrine du tout-à-l'égout

peut se résumer ainsi : canalisation souterraine recevant à la fois les matières fécales. les eaux ménagères, les eaux de pluie, les eaux d'arrosage et toutes les eaux de la rue.

Ce programme implique nécessairement la création de canaux de grande dimension ; je me suis trouvé dans les égouts de Paris pendant une averse, et j'ai constaté avec quelle effrayante rapidité des torrents d'eau venaient gonfler les ruisseaux souterrains. Il est de toute nécessité que les pluies les plus abondantes puissent ainsi s'écouler.

Ces canaux doivent être parfaitement imperméables si l'on veut éviter les inconvénients reprochés aux fosses fixes.

Les liquides jetés à l'égout doivent s'écouler le plus rapidement possible ; la vitesse d'écoulement est fonction de la forme du radier, de la section de l'égout, de sa pente, de la quantité d'eau qu'il charrie.

Quand un égout est de petite section, quand sa forme est ovalaire ou circulaire, une quantité d'eau relativement petite le remplit ; la vitesse d'écoulement du liquide est alors considérable, même avec une faible pente. Mais la nécessité de recevoir les eaux pluviales oblige à adopter de grandes sections, et avec les grandes sections, pour peu que le sol soit faiblement incliné, on ne peut donner aux égouts que de faibles pentes ; d'énormes masses d'eau sont alors nécessaires sinon, on constate la lenteur de l'écoulement si souvent et si vivement reprochée aux égouts des grandes villes ; les dépôts de sable, et de matières en suspension se forment alors.

Dans les petits égouts, les chasses d'eau suffisent

pour les balayer ; mais dans les grands égouts ce net-
toyage ne peut se faire qu'à l'aide de vagons-vannes,
de bateaux-vannes dont l'action est aidée par la main
des égoutiers ; il faut, en un mot, tout un service
permanent et dispendieux.

On voit par là quelles conditions doivent être
remplies pour que le tout à l'égout fonctionne d'une
manière satisfaisante et à quels inconvénients on s'ex-
pose si ces conditions ne sont pas réalisées ; pentes et
masses d'eau, et encore faut-il que les pentes soient
coordonnées de manière à prévenir le ralentissement
ou la stagnation des liquides.

Le tout à l'égout a été proposé à Nice ; MM. Bérard
et Vigan d'une part, d'autre part M. Durand-Claye ont
publié sur ce projet des mémoires très-intéressants.

D'après ces ingénieurs, les égouts actuels devraient
être modifiés de manière a devenir bien étanches et à
acquérir une forme favorisant la circulation des liquides. Le programme est court, mais l'œuvre est longue,
et certainement M. Durand-Claye qui a consacré à
l'examen de notre réseau les 18, 19, et 20 avril 1884
n'a pas eu le temps matériel nécessaire pour apprécier
les mille détails de construction qu'il faudrait réaliser.
Lorsqu'on visite une bonne canalisation, et je prendrai
pour exemple les canalisations établies par M. Durand-
Claye lui-même, à l'Hôtel-de-Ville de Paris, à la
caserne Schomberg, on est frappé du soin que cet ingénieur éminent apporte aux plus petits détails. Or, les
égouts de Nice, construits comme je l'ai dit plus haut
présenteraient à tout moment des points morts, des
confluents défectueux, des dénivellations fâcheuses.
Tous les détails devraient être étudiés, mais à ma con-

naissance, ils ne le sont pas encore d'une manière précise. La réfection des radiers, le raccordement des galeries exigeraient une dépense considérable.

M. Durand-Claye, dans son court passage à Nice, n'a pas pu évidemment traiter tous ces détails ; il s'est borné à l'étude d'ensemble qu'il a faite avec cette hauteur de vues qui lui est habituelle.

Il propose de couper tous les égouts au moment où ils se jettent à la mer, par un collecteur qui suit le rivage. Arrivés au Magnan, les eaux de ce collecteur sont prises par des machines élévatoires qui les refouleraient à la pointe de Carras, M. Durand-Claye pense que le déversement à la mer ne doit avoir que le caractère provisoire et qu'il faut prévoir les moyens d'épurer les eaux d'égout par le sol dans la plaine du Var.

Pour arriver à ce résultat, il faudrait établir à l'embouchure du Magnan deux machines de 230 à 250 chevaux chacune.

Au point de vue de l'hygiène, les principes posés par M. Durand-Claye sont incontestables. Au point de vue de l'application, le projet est passible de bien des critiques. Je les exposerai avec d'autant plus de liberté qu'elles dérivent des enseignements de M. Durand-Claye lui-même.

La modification de tous les radiers, de tous les confluents serait une source de dépenses très-considérables, en effet, tous les radiers qui sont plats ou à peu près devraient être transformés en cunettes circulaires; les confluents devraient être modifiés de façon à éviter les remous et les dépôts.

Le réseau d'égouts devrait être complété, ce qui serait bien plus facile avec des drains en poterie.

Pourquoi s'imposerait-on la servitude d'une machine élévatoire alors que par la simple pente on peut arriver au même résultat? M. Durand-Claye qui, dans toutes ses publications s'est montré en principe adversaire de tout système mécanique de refoulement ou d'aspiration, tant par l'air comprimé que par l'air raréfié ne me contredira certainement pas alors que j'affirmerai qu'il vaut mieux se passer de machine élévatoire et agir par l'usage méthodique des pentes.

La question de l'utilisation agricole des eaux d'égout à la plaine du Var ne peut encore être abordée. M. Durand-Claye qui s'est efforcé avec tant de talent et de persévérance à préciser les conditions dans lesquelles l'épandage des eaux d'égout pouvait être fait, me permettra de réserver cette question jusqu'à ce qu'une étude plus complète soit achevée. L'excellence de l'épuration par le sol ne fait pas de doute pour moi, mais encore faut-il que les terrains du Var s'y prêtent et il serait prématuré de se prononcer sur ce point.

Si les études ultérieures démontrent qu'on peut marcher dans cette voie, n'y aura-t-il pas avantage à avoir les eaux d'égout naturellement transportées au point où elles peuvent être utilisées? et si l'emploi d'une force motrice est alors nécessaire pour augmenter le rayon d'emploi, le Var lui-même ne la fournirait-il pas? Ne réaliserait-on pas de ce chef une notable économie?

J'estime donc que le projet du tout à l'égout conçu par M. Durand-Claye d'après des principes irréprochables est, dans la pratique, susceptible de nombreuses améliorations; je résumerai ma pensée en disant qu'avec moins d'eau, on assurera plus facilement, dans

des drains en poterie, la rapide circulation des matières
à entraîner, qu'on pourra plus aisément y entretenir un
courant suffisant ; que ce courant sera plus constant et
plus régulier que dans un grand égout dont le débit
varie avec la quantité de pluie et les heures d'arrosage ;
enfin qu'il vaut mieux se passer de machines, puisque
cela est possible.

Je ferai enfin un dernier reproche, le plus grave de
tous, au projet de M. Durand-Claye, reproche auquel
cet éminent ingénieur ne peut malheureusement pas
parer. Dans l'état des finances de la Ville, ce projet est
inexécutable.

D. — *Separate-System* — Dans les Separate-
System, les égouts ordinaires reçoivent les eaux de
pluie, les eaux d'arrosage, les boues délayées de la
rue ; une canalisation spéciale reçoit les eaux ménagères et les matières de vidanges.

Les avantages de cette méthode sont qu'avec des
tuyaux de petit diamètre, on peut profiter des plus
petites pentes (1) et que même alors, un volume d'eau
peu considérable acquiert une vitesse suffisante.

La nocuité des matières fécales est hors de con-
teste ; les eaux ménagères ne sont pas moins nuisibles
et tout système qui ne prévoit pas les moyens de les
éliminer est incomplet et ne donne qu'une garantie il-

---

(1) Si l'on compare à un égout de grande section un tube de
drainage, il est facile de comprendre que celui-ci, en plus de la
pente du premier, peut avoir toute la pente déterminée par la
hauteur verticale du grand égout.

lusoire. La découverte du bacille typhogène a mis en lumière le facteur essentiel de la maladie ; mais on oublie un peu trop les causes qui le favorisent, et au moment d'entreprendre l'assainissement de Nice, il est de mon devoir de signaler tout ce qui doit être étudié et prévu.

Il est admis aujourd'hui que la fièvre typhoïde et le choléra, pour ne parler que de ces deux maladies, sont produits par un bacille spécial. Ce bacille est la cause réelle de la maladie ; là où il n'est pas, celle-ci ne peut pas se créer.

Tout ce qui contribue à faire vivre et pulluler le bacille spécifique contribue indirectement, mais d'une manière positive, à la propagation comme à l'apparition de ces maladies

Les eaux ménagères, chargées de matières organiques, sont pour les bacilles un excellent milieu de conservation ; ces êtres microscopiques y trouvent une alimentation suffisante et y vivent et s'y multiplent. Lorsque ces eaux s'infiltrent dans le sous-sol, elles y laissent les matières organiques qui les souillent ; les bacilles qu'y amènent les hasards de leurs migrations trouvent dès lors dans le sol des conditions de vie à la faveur desquelles ils peuvent attendre le moment où ils pénètreront encore dans un organisme humain et y produiront de nouveaux ravages. Soit que le mouvement de la nappe d'eau souterraine les amène dans des puits qui servent à l'alimentation, soit que, desséchés, ils soient soulevés par le vent dans l'atmosphère, ils conservent leur aptitude à produire de nouveaux empoisonnements s'ils pénètrent dans un organisme. Les eaux ménagères sont donc dangereuses en ce qu'elles favorisent la conservation des germes morbigènes.

Elles sont encore dangereuses à un autre point de vue. Leur teneur en matière organique les rend éminemment fermentescibles. Qui de nous n'a été désagréablement incommodé par les odeurs fétides qui se dégagent d'un évier, odeur plus nauséabonde encore que celle des fosses d'aisance. Ces vapeurs ont sur l'organisme humain une action délétère. Lorsqu'elles se dégagent régulièrement dans un appartement, elles produisent sur les personnes qui l'habitent un méphitisme chronique, véritable empoisonnement lent qui produit quelquefois des effets redoutables. La pâleur jaune des personnes ainsi empoisonnées dénote une faiblesse qui les rend aptes à subir plus facilement l'action des germes contagieux; ces personnes sont une proie offerte à la maladie, et celle-ci recrute le plus souvent ses victimes parmi elles. C'est probablement pour la raison inverse, que les populations agricoles qui, sous forme d'engrais, manient souvent les germes les plus contagieux, mais qui vivent dans une atmosphère très-pure, contractent plus rarement ces maladies; respirant un air pur, elles présentent des conditions de résistance qui ne se rencontrent pas dans les populations des villes. Le caractère nocif des eaux ménagères étant ainsi démontré, tout système d'assainissement d'une ville doit prévoir les moyens de les entraîner.

Les *Separate System* peuvent se diviser en deux catégories: ceux qui emploient des moyens mécaniques; ceux qui sont basés sur l'usage méthodique des pentes.

1° Appareils mécaniques. — J'examinerai sous ce titre les systèmes Liernur, Berlier et Shone.

Système Liernur. — Je serai bref sur ce système qui est employé partiellement à Amsterdam et qui n'a été l'objet d'aucune proposition pour la ville de Nice.

Les matières des water-closets tombent dans un tuyau de chute branché sur un canal en métal ou en poterie qui aboutit à un réservoir. Des machines aspirantes font le vide dans ce réservoir ; les matières y sont aspirées, puis, par une nouvelle aspiration, elles sont entraînées vers une usine centrale ; on avait primitivement le projet d'en fabriquer de la poudrette ; mais le Conseil municipal d'Amsterdam ne l'a pas permis, et les matières transportées dans des bateaux-citernes sont simplement jetées dans le Zuyderzée, solution assez remarquable dans un pays où l'agriculture est si avancée et dont les habitants rivalisent d'esprit pratique avec les Anglais.

Pour les raisons que j'ai dites, je ne discuterai pas le Système Liernur ; je ferai simplement remarquer qu'il exige des manœuvres de robinets multipliées et délicates ; qu'il refuse les eaux ménagères ; qu'il exige que l'usage de l'eau soit réduit au minimum dans les cabinets. Il y aurait long à dire sur ce système ; mais cette discussion serait oiseuse puisqu'il n'en a jamais été question pour Nice ; d'ailleurs les trois raisons que j'indique suffiraient pour le faire rejeter, et à ces raisons j'en pourrais ajouter beaucoup d'autres.

Système Berlier. — Celui-ci a de chauds partisans, même à Nice ; chacun a pu le voir fonctionner à

Paris et à Lyon ; s'il n'a pas été pour Nice l'objet de propositions positives, il en a été un peu question ; pour ces motifs, je le discuterai plus en détail.

Les matières des water-closets tombent dans un vase cubique en fonte, absolument imperméable (1). Ce récepteur est muni d'un broyeur que l'on manœuvre sans ouvrir l'appareil ; un regard permettrait à la rigueur de retirer les corps trop durs pour être broyés.

Ce récepteur, par sa partie inférieure, est en communication avec un évacuateur. C'est un récipient cubique en fonte qui par sa partie inférieure s'ouvre dans un canal dans lequel une machine placée hors la ville fait le vide ; l'orifice de communication de l'évacuateur avec le canal est fermé par un bouchon sphérique en caoutchouc surmonté d'un flotteur. Le vide fait dans le canal applique le bouchon contre l'orifice ; mais, lorsque les matières atteignent un certain niveau dans l'évacuateur, le flotteur et le bouchon sont soulevés et les matières contenues dans l'appareil sont aspirées dans la canalisation.

La manière dont est faite l'aspiration détermine dans les tubes d'amenée un mouvement de va et vient des matières, qui brosse l'intérieur des tubes et empêche tout dépôt et toute obstruction.

M. Berlier m'a montré des blocs de métal à sou-

---

(1) La fonte, à la longue est attaquée par les matières fécales même lorsqu'elle est émaillée ; on peut s'en convaincre facilement et j'ai vu notamment combien cela est vrai en visitant l'école de la rue des Blancs-Manteaux. Les appareils Berlier, ne sont dont pas d'une durée indéfinie, comme on pourrait le croire au premier abord.

dure d'un kilogramme environ qui avaient été aspirés dans sa canalisation.

J'ai vu en divers points de la capitale le système Berlier en action ; au restaurant Durand. place de la Madeleine, les appareils, bien que placés près des fourneaux à une température très élevée (40°) ne dégagent aucune odeur ; aucune odeur non plus aux magasins du Printemps où ce système est appliqué. A la caserne de la Pépinière, le système Berlier a apporté une très-remarquable amélioration ; les appareils ne dégagent aucune odeur, mais les cabinets à la turque sont fort sales et contrastent avec les cabinets de la caserne Schomberg. drainée comme la cité ouvrière d'Auteuil, par un système identique à celui qui est en usage à Dantzig.

D'ailleurs, l'application du système Berlier, n'a pas mis la caserne de la Pépinière à l'abri des fièvres typhoïdes qui, en juin 1884, a forcé de l'évacuer en partie.

L'établissement du système Berlier à Nice, coûterait environ un million pour la canalisation générale, plus 250 francs par appareil placé, plus un prix d'abonnement à débattre.

On peut faire divers reproches au système Berlier ; il restreint assez l'usage de l'eau et c'est propablement pour cette raison que la fièvre typhoïde est revenue à la caserne de la Pépinière ; si on envoie une grande quantité d'eau dans les appareils Berlier, les frais d'aspiration seront plus grands et par suite les prix d'abonnement seraient augmentés.

Le déversement des eaux ménagères dans une

canalisation Berlier, rendrait donc le système cher (1).

On reproche encore au système Berlier de ne pas avoir fait ses preuves comme système général dans une grande ville ; les ingénieurs affirment que sa généralisation rencontrerait de nombreuses difficultés pratiques ; je ne suis pas compétent pour juger cette question.

J'ai vu fonctionner le système Berlier ; au point de départ, en route, à l'arrivée à l'usine, tout se passait conformément aux promesses de l'ingénieur. Pour moi, les critiques positives se réduisent à deux : l'application du système revient cher, si la canalisation doit aspirer les eaux ménagères et si une abondante quantité d'eau lave les water-closets ; conditions indispensables pour l'assainissement d'une maison et d'une ville.

Ensuite, il est fatal qu'un organisme mécanique se dérange un jour ou l'autre ; qu'il survienne un accident à la machine aspiratrice, une rupture dans la canalisation, et toute une ville est infectée. Il est plus prudent de préférer l'action de forces naturelles, constantes, connues, aux mécanismes les plus ingénieux, car ceux-ci finissent toujours par se déranger.

Système Shone. — La même critique s'applique au système Shone ; ici l'aspiration est remplacée par la propulsion par l'air comprimé ; ce système est employé à Eastbourne et à Winchester.

---

(1) Les eaux ménagères, par exception, sont admises dans la canalisation Berlier à la caserne de la rue Blanche ; mais les tarifs ordinaires ne comportent pas cette admission.

2⁰ *Separate System fonctionnant par la pente.* — Le type de ce système est le système Waring.

J'emprunte à M. Arnould, professeur d'hygiène à la faculté de médecine de Lille et au volumineux rapport de la 2ᵐᵉ sous-commission technique de l'assainissement de Paris, la description de ce système.

L'idée première remonte à l'illustre ingénieur anglais Ed. Chadwick qui le proposa en 1843. L'ingénieur White, l'appliqua à Oxford en 1876 ; le colonel Waring en a fait une application célèbre à Memphis en 1880.

Son but est de chasser rapidement hors des habitations les déjections aussitôt qu'elles sont produites ; les eaux ménagères suivent la même voie et favorisent l'entraînement des matières fécales.

En évaluant la consommation d'eau à 15 litres par jour et par habitant (eaux des water-closets, de toilette, de cuisine, de bains) il se trouve que l'eau qui pénètre dans la canalisation contient des matières fécales très diluées.

Les eaux pluviales sont complètement séparées. Les tuyaux de chute ont 9 centimètres de diamètre à leur naissance et 10 ensuite ; cette disposition prévient les engorgements en arrêtant beaucoup de corps étrangers dans la cuvette des water-closets.

Les collecteurs ont 15 centimètres de diamètre ; la section va croissant, mais dans de faibles proportions.

Quant aux pentes, les uns réclament un centimètre par mètre ; d'autres se contentent de 5 millimètres ; Waring ne demande que deux millimètres. Les tuyaux sont en poterie vernissée à l'intérieur ; ces poteries sont extrêmement solides ; elles sont vernissées par un procédé spécial qui empêche toute décortication, toute exfoliation de l'enduit. Jusqu'à ces derniers temps nous étions, pour ces poteries, tributaires de l'Angleterre : mais aujourd'hui la fabrication française lutte avec avantage contre la concurrence étrangère et livre des poteries de qualité équivalente, sinon supérieure, à des prix bien moins élevés. Je citerai entre autres les poteries de Jacob et Cᵢₑ de Pouilly-sur-Saône comme rivalisant avec les Doulton.

Les tuyaux débouchent les uns dans les autres sous des angles très aigus, ce qui est utile pour empêcher les remous qui ne manqueraient pas d'occasionner des dépôts dans les branchements secondaires.

Waring assure le lavage de ses conduites par d'abondantes chasses d'eau produites par des siphons Field. Le siphon de chasse, construit sur un autre principe, par MM. Geneste et Herscher, est bien préférable.

Les canaux sont ventilés par des regards munis de grilles, pratiqués sur les conduites et par lesquelles pénètre l'air de la rue, et par les tuyaux de chute prolongés par en haut jusqu'au faîte des maisons.

A Memphis, les eaux de la canalisation sont jetées dans le Mississipi.

Ce système, ou des systèmes analogues sont employés dans plusieurs villes d'Amérique.

On peut en rapprocher les travaux d'assainissement exécutés à Dantzig et à Berlin et décrits par M. Durand-Claye.

Les travaux de Dantzig s'éloignent du separate-system en ce qu'ils reçoivent les eaux pluviales ; ils se rapprochent du système Waring par l'action exclusive des pentes au moins jusqu'à la sortie de la ville et par l'adoption de conduites de petit diamètre.

Les tuyaux de chute en poterie, munis de siphons, s'abouchent dans des égouts secondaires également en poterie, dont le diamètre varie entre 520 millimètres et 205 m.m. Leur pente varie de 17 dixièmes de millimètre par mètre à 1 centimètre. Ils aboutissent à des collecteurs dont la hauteur est comprise entre 0 m. 94 et 1 m. 41 sous clef, et la largeur aux naissances entre 0 m. 68 et 0 m. 94. La cuvette est circulaire, ce qui favorise le bon écoulement des eaux et évite les dépôts dans les angles ; la pente des collecteurs est comprise entre 0 m. 417 m.m. par kilomètre et 0 m. 667 m.m. par kilomètre. Dantzig utilise ses eaux d'égout pour une vaste exploitation agricole qui a converti en beaux jardins maraîchers les dunes situées au bord de la mer Baltique.

Le drainage de Dantzig avait été précédé de travaux qui assuraient un large approvisionnement d'eau. Les résultats de ces travaux d'assainissement ne se sont pas fait attendre. La mortalité générale qui était de 49 et même 55 par 1000 habitants est tombée à 28 (Durand-Claye). La mortalité par fièvre typhoïde qui, de 1864 à 1871 était de 99 par 100.000 habitants est graduellement tombée à 7 (Pacchiotti). Dantzig a 98.000 habitants.

Ces chiffres sont particulièrement instructifs ; ils montrent qu'un bon drainage n'abaisse pas seulement la mortalité typhoïde, mais même la mortalité générale ; placés dans de bonnes conditions d'hygiène, les habitants deviennent moins aptes à contracter les maladies.

En 1886, la mortalité générale est comprise dans

les villes drainées de l'Angleterre entre 19.9 et 21.8 pour 1.000 vivants ; elle est à Nice comprise entre 28 et 32. La mortalité typhoïde qui est si considérable à Nice est de 17 à Londres et de 28 en moyenne dans 27 villes d'Angleterre (Revue d'hygiène, mars 1887). Berlin s'est également assaini par ce système. La capitale de l'Allemagne a plus d'un million d'habitants ; elle a adopté les principes suivants : suppression de toute fosse fixe et de tout puisard absorbant ; création d'un réseau d'égouts bien alimenté d'eau et recevant les eaux des voies publiques, des maisons, et les matières de vidange ; enfin, l'épuration des eaux d'égout par les irrigations.

La ville est dans une plaine sableuse ; la nappe souterraine est voisine du sol ; la Sprée a un cours très-lent, le climat est froid.

Comme Dantzig, Berlin s'est drainé par des tuyaux en poterie qui ont 16 centimètres de diamètre dans la maison, débouchant dans des conduites qui ont 22 à 45 centimètres de diamètre ; celles-ci se rendent à des collecteurs en maçonnerie. Dans une ville de l'importance de Berlin on a dû nécessairement adopter plusieurs types de collecteurs ; les plus petits ont 1 m. 20 de haut sur 0.80 de large ; les plus grands ont 2 m. de haut sur 1.33 de large. La ventilation en est assurée par des bouches grillées.

Les pentes varient pour les branchements particuliers de 2 centimètres à 33 millimètres par mètre.

Les collecteurs ont des pentes variant entre un tiers et un demi millimètre par mètre. Les collecteurs constituent un système radial qui, par la simple pente, conduit les eaux à la périphérie de la ville où des machines élévatoires les refoulent dans les champs d'épuration.

La mortalité générale est tombée de 39 à 28 pour 1000. La mortalité typhoïde est de 4 à 7 pour 1,000 dans les maisons canalisées et de 14 à 23 pour 1,000 dans les maisons non canalisées (Durand-Claye).

Breslau s'est assaini par un système analogue, Francfort s'est drainé par des tubes en poterie de 35 à 40 centimètres de diamètre se rendant dans des collecteurs dont le plus grand a 1 m. 90 de haut sur 1 m. 40 de large. La pente n'atteint pas 50 centimètres par kilomètre. Les immondices provenant des tuyaux de chute le plus lointain mettent à peine une heure et demie pour sortir de la ville. La mortalité par fièvre typhoïde était de 85 par 100.000 habitants ; aujourd'hui elle est de 11. Les propriétaires des maisons existantes ne sont pas obligés de se brancher sur la canalisation, mais cependant ils y déversent volontiers leurs tuyaux de chute, car cela leur coûte moins cher que la vidange par les procédés anciens. Les immeubles nouveaux doivent être raccordés à la canalisation. Chaque maison paye une contribution qui a pour base l'étendue de sa façade ; cette taxe est répartie sur les habitants (Pacchiotti).

La ville de Munich a adopté de même un système composé de tuyaux en poterie dont le diamètre est compris entre 25 et 45 centimètres ; ces tuyaux débouchent dans des collecteurs à petite section. Des regards sont placés de proche en proche sur les collecteurs ; le long des tubes en poterie sont placés des trous d'homme et entre deux trous d'hommes un regard à lampe composé d'un tuyaux de 23 centimètres branché verticalement sur la conduite ; ces petits regards servent à descendre des lampes et comme l'égout suit une ligne droite de grand regard à grand regard, ils permettent de vérifier si la conduite est libre (Richard).

Ces travaux s'exécutent en ce moment sous la direction de l'ingénieur Hallenstein ; sur 22 sections à créer, 9 sont achevées. On ne peut donc pas encore chiffrer l'influence que ce système a eu sur le mouvement de la mortalité ; mais il ne faut pas oublier que ce n'est pas dans cette voie seulement que Munich a recherché son assainissement ; sous la savante direction du professeur M. Von Pettenkoffer, la capitale de la Bavière a réalisé de telles améliorations que sa mortalité par fièvre typhoïde est de 18 pour 100.000 habitants alors qu'à Nice elle est beaucoup plus considérable.

J'ai vu fonctionner des systèmes analogues à la cité ouvrière d'Auteuil et à la caserne Schomberg drainée par M. Durand-Claye. Ces deux établissements sont très remarquables ; on m'y a découvert un regard et tout en voyant directement tous les détails de la canalisation aucune odeur n'était perceptible. A chaque instant un flot d'eau faisait irruption, entraînant avec lui toutes sortes d'immondices, mais passant si rapidement qu'on ne pouvait rien distinguer. A la cité ouvrière d'Auteuil, dont le drain principal n'avait pas eu de chasse de lavage depuis huit jours, la canalisation était si propre, qu'on distinguait facilement les joints du drain et tous les détails de la construction. Je possède les plans de la caserne Schomberg qui m'ont été obligeamment donnés par M. Masson, un des collaborateurs de M. Durand-Claye, et je suis prêt à les montrer à ceux que la chose peut intéresser.

J'ai pu voir dans ces deux centres d'habitation 1° que

les canalisations de ce genre exigent le plus grand soin dans leur établissement ; la chose est essentielle ; 2° que, grâce aux efforts des fabricants français, il en coûte moins cher d'établir des appareils parfaits que de continuer à appliquer les appareils ordinaires.

Si j'en crois Pacchiotti, il n'existe à Londres ni une fosse fixe, ni une fosse mobile. Tout va à l'égout ; les tuyaux de chute sont prolongés par en haut jusque par dessus des toits ; l'eau est abondamment distribuée dans les water-closets, et les tuyaux de chute communiquent avec les égouts par des siphons.

Il serait inutile de décrire plus longuement les égouts de Londres ; Nice ne saurait être comparée à une métropole de quatre milions d'habitants ; je dirai seulement qu'à Londres, comme dans toute l'Angleterre, les conduites en poterie pour les petits égouts sont usuelles. La mortalité par fièvre typhoïde était de 23 par 100,000 habitants en 1879.

Je ne pourrais sans des répétitions nombreuses décrire les procédés employés pour assainir Bruxelles ; la situation de Paris est encore difficilement définissable ; Milan, Rome ont de vastes projets, et Turin, sous la savante impulsion du Dr Pacchiotti et de M. de Sambuy, est sur le point de se transformer. Le gouvernement italien fait pour l'assainissement de Naples des projets qui ne coûteront pas moins de cent millions.

Si nous n'insistons pas sur les travaux en préparation, si nous nous bornons à étudier les faits réalisés, nous constatons que toutes les villes qui ont condamné les fosses, qui ont assuré le rapide entraînement des matières fécales et des eaux ménagères ont immédiatement obtenu un fort abaissement de leur mortalité ; le résultat a été constant ; partout le chiffre des décès par maladies infectieuses a diminué. Je ne cesserai de répéter l'exemple de Dantzig, où la mortalité typhoïde est tombée de 99 à 7 par 100,000 habitants ; d'autres fois, soit que le drainage trop récent n'eût pas encore produit tous ses bons résultats au moment où les statistiques étaient recueillies, soit qu'une cause locale d'insalubrité ait momentanément conservé le mal, le progrès a été moindre, mais il a toujours été extrêmement marqué, et toujours il a porté sur la mortalité générale en même temps que sur la mortalité infectieuse ; un calcul très-simple permet de le démontrer.

On trouvera aux annexes un tableau indiquant la mortalité générale et la mortalité typhoïde dans 23 villes d'Allemagne et d'Angleterre, avant et après les travaux de drainage. On peut voir que sur 100 décès typhoïdes, il en a été évité 53 et que sur 100 décès généraux, il en a été évité 18. Si Nice atteignait ce chiffre moyen, ce qu'on peut raisonnablement espérer, elle économiserait tous les ans environ 450 décès. Cela vaut déjà bien quelques tonnes d'engrais.

Un bon drainage supprime une des causes les plus importantes du mal, mais il ne les supprime pas toutes ; la misère, l'encombrement, la malpropreté, ne disparaissent pas avec leur mortelles conséquences parce qu'une ville est bien drainée ; mais les résultats de ces circonstances malheureuses sont grandement atténués par un système qui enlève rapidement les immondices d'une ville, et de plus tous les autres progrès deviennent possibles avec lui, alors que, sans lui, ils ne resteraient qu'à l'état de chimères.

Nous devons maintenant sortir de ces conditions générales et voir ce qui convient pour la ville de Nice ; je vais examiner théoriquement les conditions que doit remplir le tracé de ses égouts, les matériaux de construction à choisir et tous les principes qui doivent présider à leur construction. Je résume auparavant les conclusions de ce qui précède.

La fosse fixe est condamnée de tous.

Les perfectionnements qu'on se propose d'y apporter seraient diflcilement exécutables ; ils nécessiteraient une surveillance impossible à réaliser.

Le système Berlier coûte trop cher surtout s'il enlève les eaux ménagères, comme cela est indispensable ; de plus, l'action des forces naturelles est toujours préférable à l'action des machines.

Le tout à l'égout reviendrait à un prix énorme ; il nécessiterait des frais d'entretien considérables ; il exigerait l'emploi de machines, ce qui est toujours mauvais ; il absorberait beaucoup d'eau.

Il vaut mieux ménager notre eau et s'en servir pour le nettoiement de la vieille ville, pour l'enlèvement économique des boues et des poussières, pour l'arrosage des voies publiques, pour l'usage de bains publics à bon marché à créer dans les quartiers pauvres, des lavoirs publics, pour des water-closets gratuits, etc.

Les partisans du tout à l'égout pourraient répondre que la dépense d'eau serait réduite si on substituait aux égouts actuels des tubes en poterie capables de recevoir aussi les eaux pluviales.

Je répondrai qu'une canalisation de ce genre exigerait de fortes dimensions qui la rendraient plus coûteuse ; que le régime des pluies à Nice est très peu régulier (1) ; qu'à de longs mois de sécheresse succèdent des averses diluviennes qui tomberaient dans la canalisation au risque de la faire éclater ou de refluer dans les water-closets des quartiers bas ; qu'après ces averses, la quantité d'eau circulant dans la canalisation serait minime et qu'il faudrait encore aider à l'entraînement des matières par une dépense d'eau considérable ; enfin qu'admettre dans la canalisation l'eau de pluie c'est y admettre aussi les boues et les mille débris provenant des chaussées, ce qui serait une cause d'obstruction et nécessiterait un entretien des plus coûteux. Pour ces raisons, le separate-system s'impose ; une canalisation spéciale doit drainer les matières fécales et les eaux ménagères ; les anciens égouts recevraient les eaux de pluie et de plus ont y lancerait, diluées dans l'eau de la Vésubie, les boues des chaussées ; celles-ci seraient entrainées par des chasses abondantes au moyen de siphons Geneste et Herscher. La propreté des rues serait ainsi assurée par des moyens faciles et économiques et les produits dangereux, rapidement entraînés dans une conduite étanche, seraient hors d'état de nuire.

Les égouts débarrassés de matières nuisibles charriant uniquement des eaux de pluie et des eaux d'arro-

---

(1) On trouvera sur le régime des pluies à Nice, les renseignements les plus détaillés dans les annales de la Société des Lettres, Sciences et Arts des Alpes-Maritimes, et dans le *Nice-Médical.* Les observations qui portent sur près de 40 ans, ont été recueillies par M. Teisseire, avec toute la précision et toute la compétence désirables. Le bureau Municipal d'Hygiène possède des diagrammes représentant le régime des pluies en 1885 et 1886.

sage avec les boues de la chaussée pourraient sans
grand inconvénient déboucher à la mer sur notre
plage. Je n'ai pas besoin d'ajouter que ce serait une
très grave faute de conduire les matières de vidange
au quai du Midi ou à la promenade des Anglais. La
souillure des eaux, l'infection du rivage seraient les
conséquences de cette déplorable mesure.

Nice n'a pas de rivière qui puisse en aval d'elle se
charger de ses immondices comme la Senue à Bruxelles, l'Isar à Munich, le Mein à Francfort ; en aurait-
elle une, qu'il faudrait encore examiner s'il conviendrait
de s'en servir ; étaler ses immondices sur sa plage est
une solution inadmissible ; il ne reste que deux solutions ; ou bien, l'utilisation agricole dans les plaines du
Var, ou bien la projection à la mer à la pointe comprise
entre Carras et l'embouchure du Var.

Quand on a vu Genevilliers, on serait bien tenté
de recommander l'utilisation agricole (1). La valeur
locative des terrains qui était anciennement de 90 à
150 fr. l'hectare est aujourd'hui de 450 à 500 fr. La
valeur du fonds qui était de 1.500 à 2.000 fr. l'hectare
est de 10 à 12.000 fr. J'ignore si les terrains conquis
sur le Var se prêteraient à une transformation analogue ;
dans tous les cas, cette question, encore peu étudiée,
ne pourrait que retarder l'œuvre urgente de l'assainissement de Nice, et il convient de la négliger pour le
moment.

L'épuration chimique avec la fabrication des
engrais est encore une solution possible ; on sait

---

(1) Voir Bourneville — Rapport à la Chambre des députés.

cependant quelles difficultés elle a rencontré ailleurs;
l'avenir peut cependant apporter un moyen pratique
d'utiliser les eaux d'égout par cette méthode et je sais
qu'elle est actuellement pour Nice l'objet d'études
approfondies.

Le jet à la mer en un point éloigné de Nice est
donc actuellement une nécessité imposée par la topo-
graphie. L'embouchure de l'égout se trouverait à 5
kilomètres environ de la ville et à l'extrémité d'une
pointe; les matières nuisibles y arriveraient diluées
dans une très grande quantité d'eau, elles tomberaient
dans la mer immense, seraient encore brassées par le
courant du Var ; perdues dans cette immensité, aucun
chiffre ne saurait exprimer leur dilution et leur sort
ultime serait indifférent à toutes les populations rive-
raines.

On pourrait élever quelques craintes au sujet du
déversement des immondices à la mer à l'embouchure du Var ; on sait en effet que Londres a
beaucoup souffert d'avoir jeté ses égouts à la Tamise,
à Cross-Ness ; sous l'action du courant du fleuve et de
la marée, il s'est formé en ce point une véritable barre
d'immondices, qui soulevées par la marée, refluaient
jusque dans la grande ville. Le même accident n'est
pas à craindre à l'embouchure du Var. Les eaux vannes
sont jetées non dans le torrent, mais a 500 mètres en
mer, par 9 mètres de profondeur et le fond de la mer se
comporte de la manière suivante. A l'embouchure du
Var, les galets charriés forment une pointe sous marine
qui en face de l'embouchure atteint environ 1000 mètres ;
et qui à la Californie n'a guère plus de 300 mètres ; en
ces points, la profondeur d'eau atteint 3 mètres en face

de l'embouchure du Var et 4^m. 5 à la Californie, plus loin s'étend un plateau sous marin dont la profondeur est de 8 à 9 mètres et qui s'étend au large jusqu'environ 1500 mètres du rivage. Cette pointe sous marine s'attache à la côte entre Carras et le Cros de Cagnes; plus loin s'étendent les grandes profondeurs qui atteignent rapidement 267 mètres. Le courant du Var prendrait les eaux d'égout diluées à 9 mètres de profondeur et les pousserait au large ; si ces eaux étaient reconnaissables, on les retrouverait en face de Nice à une distance en mer de 6 à 8 kilomètres.

Aux jours de crue du Var, le collecteur débiterait en 24 heures une quantité d'eau égale au débit du fleuve pendant une minute et demie ; la pollution de la mer n'est donc pas à craindre ; et dans les périodes de sécheresse, quand le débit du Var est faible, la masse d'eau de mer est si grande que la dilution des eaux d'égout qui ne contiennent que des matières à désagrégation facile serait infinie.

Tel doit être le tracé général d'un système de drainage de la ville de Nice ; quels sont les matériaux qui doivent être employés pour exécuter un pareil plan ?

Ici le choix peut hésiter entre le métal, la maçonnerie et la poterie.

La fonte est employée pour les canalisations Berlier et pour le système Waring dans quelques villes d'Amérique; elle coûte très cher ; il est difficile de constater les défauts qui peuvent se trouver dans un tube en fonte ; ce métal enfin se laisse assez facilement attaquer même lorsqu'il est émaillé.

La maçonnerie est peu économique pour les conduites des petites dimensions.

Jusqu'à 50 centimètres de diamètre, les tuyaux en poterie conviennent mieux ; mais toutes les poteries ne se prêtent pas à cet usage ; les tubes ordinaires vernis au plomb et cuits à moins de 800 degrés ne sont pas bons ; ils sont friables, se laissent attaquer par les liquides corrosifs et ne donnent aucune garantie. Les poteries du type Doulton sont au contraire un excellent moyen de drainage et leur usage est aujourd'hui général.

Ces poteries, vernies au sel, cuites à 1800 degrés acquièrent une dureté telle qu'elles résistent à une pression excentrique de 6 à 7 atmosphères ; elles sont absolument imperméables ; leur vernis résiste aux acides les plus violents. Leur surface lisse, leur forme circulaire se prête à la facile circulation des liquides et empêche la formation de dépôts.

Une canalisation destinée à charrier les matières de vidanges et les eaux ménagères doit être imperméable ; cette qualité est évidemment nécessaire, puisqu'un pareil système a précisément pour but d'éviter l'infection du sous-sol ; dans les égouts en maçonnerie, l'imperméabilité s'obtient assez facilement. Les canaux en brique revêtus de ciment, bien lissé à l'intérieur, avec ou sans radier en poterie Doulton, réalisent bien cette condition ; j'ai cité plus haut les expériences de Wibel, qui a démontré que la diffusion est nulle quand un liquide est en mouvement ; les expériences de Wolffhugel, on fait voir que cette loi étaitparfaitement vérifiée à propos des égouts.

Les tuyaux en poterie sont aussi imperméables ; les joints seuls pourraient ne pas être étanches ; cependant avec un peu de soin on leur donne cette qualité. Les tuyaux Doulton présentent une forme qui facilite beaucoup un bon jointoyage ; les tuyaux s'emboîtent l'un dans l'autre, de manière qu'il ne se fait aucun rebord à leur intérieur. Le joint se fait par des mastics spéciaux qui durcissent au contact des liquides ; ou bien par de l'étoupe entourée d'argile plastique que l'humidité du sol maintient dans cet état ; ou bien enfin, simplement par du ciment.

L'étanchéité se vérifie à tout moment en remplissant d'eau une section de conduite préalablement bouchée et au besoin le regard ; la moindre perte peut ainsi se constater par l'examen des niveaux. J'ai visité la remarquable canalisation de l'Hôtel-de-Ville de Paris, établie d'après ces principes, par M. Durand-Claye ; j'ai pu constater sur tous les points son étanchéité parfaite ; les preuves de ce fait sont si nombreuses et si connues qu'il serait superflu d'insister.

Il est indispensable qu'en jointoyant les tuyaux, on évite toute coulée de ciment à l'intérieur de la canalisation, car le saillant qui en résulterait favoriserait l'arrêt et le dépôt des matières ; l'intérieur de la canalisation doit être parfaitement lisse, et le jointoyage fait avec les plus grandes précautions.

Les conduites en poterie sont cylindriques. Les égouts plus grands sont aujourd'hui construits d'après le principe suivant : l'égoût est ovoïde, son radier est constitué par un demi-cylindre dont le rayon est le quart de la hauteur de l'égout ; cette disposition permet d'utiliser les faibles pentes ; les ingénieurs ont constaté qu'elle favorise beaucoup la circulation des liquides. Les dimensions sont naturellement calculées sur le volume des liquides qui doivent y être admis.

Pour le separate system, la quantité de liquide peut être calculée avec une précision suffisante ; la quantité d'eau de Ste-Thècle, consommée par les immeubles desservis et évacuée sous forme d'eau sale ; les matières excrémentitielles estimées à 1300 grammes par jour et par habitant, telles seraient les quantités à évacuer ; ces quantités par leur nature sont variables, mais avec le volume d'eau de la Vésubie dont on dispose, on peut assurer la constance du débit du collecteur en lançant dans la canalisation une quantité d'eau suffisante pour qu'elle soit toujours à moitié pleine, circonstance éminemment favorable à la circulation des liquides.

L'expérience prouve que les tuyaux de 22 centimètres suffisent aux besoins ; au fur et à mesure que l'on approche des collecteurs, le diamètre s'accroît, mais dans de faibles proportions.

Un examen approfondi du terrain montre qu'à Nice les pentes sont fort suffisantes. La ville de Nice présente en effet trois points déclives où les eaux tendent à se collecter : 1° Le fond du port qui reçoit les eaux du quartier de Riquier, de la rue Victor, de la moitié Nord de la place Garibaldi, des rues Cassini et Ségurane. Le point le plus bas est à la cote de 7 mètres à la jonction de la rue Fodéré et de la rue Lunel ; 2° l'extrémité Ouest du Cours, à la cote de 4 m. 87 et recevant toutes les eaux de la vieille-ville ; 3° le croisement de la rue Masséna et de la rue Halévy à la cote de 3 m. 50 et recevant toutes les eaux de la nouvelle ville jusqu'à la rue Dalpozzo.

Examinons les pentes dans ces trois sections.

Dans la rue Victor, la pente est de $7^m 14$ pour 1,000^m; dans la rue du Paillon, elle est de $5^m 90$; dans la rue Cassini, de 16ᵐ; dans la rue Lunel, de 7ᵐ 24. Dans les rues Fodéré, Lascaris et de Villefranche, la pente est moindre, mais, il faut noter qu'en ces points il est facile de faire circuler une grande quantité d'eau provenant du rond-point de Riquier. Dans ces points la pente est de 3ᵐ 40 et de 2ᵐ 20 pour 1,000ᵐ, mais la briéveté de ces rues qui ont moins de cent mètres et l'abondance des eaux atténuent beaucoup ces inconvénients.

Dans la deuxième section, au boulevard Risso, la pente est de 5ᵐ 55 par 1,000ᵐ; au boulevard du Pont-Vieux, elle est de 10ᵐ par 1,000ᵐ. Dans les quartiers qui sont sur le flanc Ouest du Château, les pentes sont extrémement fortes, tellement qu'en ces points des moyens artificiels devront être employés pour ralentir l'écoulement des liquides, qui, s'il était trop rapide, le drain n'étant pas suffisamment rempli, pourrait laisser en route les matières en suspension (1). Cette irruption de masses d'eau venant du Château, rendrait très-active la circulation des liquides dans les rues Pairolière, Saint-François et du Marché, où la pente générale, si on ne tient pas compte du saillant du Collet, que l'on peut traverser profondément, est de 11ᵐ 73 par 1,000ᵐ.

Sur le Cours, la pente est de 3ᵐ 32 par 1,000ᵐ; elle est de 4ᵐ 88, dans la rue Saint-François-de-Paule.

Dans la troisième section, les pentes sont moins fortes, mais cependant elles sont suffisantes, grâce au volume d'eau dont on dispose et qui compense la faiblesse de l'inclinaison du sol. Dans l'Avenue de la

---

(1) Dans la rue du Château, la pente atteint 155 pour 1.000.

Gare, le point le plus déclive est à l'intersection de la rue Adélaïde ; la pente qui y descend du Rond-Point, est de 13^m 53 par 1,000^m.

Elle est de 2^m 63 pour 1,000^m au boulevard Dubouchage, à la rue Garnieri, au boulevard Victor Hugo, au quai Masséna ; de 4^m 63 à la place de l'Hôpital ; de 3^m 20 rue Gioffredo ; de 6^m 09 au quai Saint-Jean-Baptiste, de 4^m rue du Temple. Ces pentes suffisent néanmoins grâce aux chasses d'eau dont on dispose.

Au-delà de la rue Dalpozzo, le sol présente une série de dénivellations dont les points déclives descendent tous vers la mer.

L'examen du sol démontre donc que la ville de Nice possède des pentes suffisantes pour assurer l'écoulement de ses eaux. Le problème consistera à drainer les points déclives qui viennent d'être signalés.

Le separate-system ne recevant pas les eaux de pluie et les boues et sables qu'elles charrient ne comporte pas de bouches d'égouts ni de réservoirs à sables ; les ouvertures qui sont pratiquées sur son trajet ont pour but : 1° de s'assurer de l'état de la canalisation ; 2° de ventiler la conduite.

J'ai décrit plus haut l'usage des trous d'homme et des trous de lampe qui servent à visiter la canalisation et à s'assurer de son étanchéité. Ces trous ont un rôle encore plus important, ils ventilent l'égout. Cette question de la ventilation mérite quelques explications.

On sait quelles plaintes nombreuses et justifiées sont provoquées par les odeurs qui se dégagent des égouts. Souvent, il est vrai, l'odeur provient non de l'égout mais de bouches construites d'après un type vicieux et se prêtant à la formation de dépôts qui se putréfient. Lorsqu'on descend dans l'égout d'une grande ville, ainsi que je m'en suis assuré à Paris, on constate avec surprise l'absence de toute odeur ; et, en effet, lorsque l'eau d'égout coule rapidement, qu'elle est largement en contact avec l'air, l'odeur est nulle ; la chose est facile à constater ; j'ai pu m'en assurer aussi en visitant la canalisation de la caserne Schomberg qui draine les immondices de 1.500 personnes environ ; j'ai vu le même fait à la cité ouvrière d'Auteuil, si remarquable au point de vue de l'hygiène et du caractère pratique des améliorations qui y sont réalisées, enfin dans le réseau urbain de la ville de Paris. L'air des égouts ne donne pas d'odeur quand les eaux vannes ont une vitesse suffisante ; il ne contient pas beaucoup de microbes non plus. Les expériences de M. Miquel sont très concluantes à cet égard, et il a constaté « que les égoutiers respirent deux fois moins de microbes que les passants de la rue de Rivoli. » En revanche, l'humidité déposée sur les parois, en contient un très grand nombre. Ces microbes, dans des drains en poterie, seraient entraînés par les lavages.

Dans un drain qui reçoit les matières de vidange, on trouve, entre autres, deux espèces de bactéries ; les unes dangereuses, d'origine humaine, seraient entraînées par les lavages et les chasses d'eau ; les autres moins nocives mais fort désagréables, sont les microbes de la putréfaction (1) ; ceux-ci sont l'origine de toutes les mauvaises odeurs qui se dégagent des égouts à points stagnants, mal lavés, mal aérés.

(1) On a dit avec raison : Tout ce qui pue ne tue pas et tout ce qui tue ne pue pas.

Ces microbes de la putréfaction caractérisent les milieux où les matières organiques sont lentement oxidées par un faible apport d'air pur ; aussitôt que l'air afflue, ce microorganisme ne peut plus vivre, et les odeurs qu'il dégage deviennent nulles.

Un égout dégagera donc d'autant moins d'odeur qu'il sera mieux aéré. Les trous d'homme et de lampe dont je décrivais l'usage plus haut, loin de favoriser le retour à la rue d'odeurs désagréables, empêchent au contraire le développement de ces odeurs ; à Berlin, à Dantzig, à Francfort où ce système d'aération existe, aucune odeur n'est constatée dans les rues où débouchent les regards. Si au contraire, vous prenez de cette eau d'égout qui ne sent rien en circulant dans un drain aéré, et que, comme Wurtz, vous l'enfermiez dans une bouteille, la stagnation et la privation d'air font immédiatement apparaître l'hydrogène sulfuré qui à certaine dose est toxique et qui à très-petite dose est infiniment désagréable.

L'aération des égouts est donc indispensable pour détruire les microbes de la putréfaction et pour empêcher toute odeur de se produire ; toutes les craintes que pourraient suggérer les trous de lampe et les trous d'homme seraient donc chimériques et contredites à la fois par la théorie et par les exemples que je viens de citer et qu'il me serait facile de multiplier.

L'action des microbes de la putréfaction étant ainsi annulée, il faut s'occuper des microbes dangereux.

Les expériences de Miquel, prouvent que les microbes sont peu nombreux dans l'air des égouts, mais nombreux dans le liquide qu'ils charrient et contre les

4

parois. Il est donc important que les liquides circulent
vite et que les parois soient souvent lavées ; on remplit
cette indication en multipliant les chasses d'eau en
tête de chaque égout.

Ces chasses sont automatiques ; elles se font à
l'aide de siphons très ingénieux dont le plus parfait a
été construit par MM. Geneste et Herscher ; en réglant
le débit des robinets d'apport et les dimensions du
siphon, ces chasses sont aussi fréquentes et aussi abondantes qu'on le désire (1).

Leur action est très-énergique, surtout dans des
canaux de petit diamètre ; j'ai vu un réservoir de 4
mètres cubes vidé en 50 secondes, et avec une telle
violence que de gros moellons étaient roulés avec la
plus grande facilité.

Les chasses d'eau automatiques ont l'avantage
d'économiser beaucoup de main d'œuvre ; Francfort,
ville de 125.000 habitants assure la propreté de ses
drains avec une équipe de 5 hommes ; Dantzig n'en a
pas davantage ; Berlin, ville de un million d'habitants

---

(1) Le siphon Field, qu'il y a quelques années, réalisait un
grand progrès sur les appareils anciens, présente deux inconvénients : Il ne fonctionne pas bien dès que son ouverture supérieure
est dérangée de la position horizontale ; un petit trou qui sert
à l'évacuation de l'air, s'obstrue facilement ; la veine liquide
prend une forme qui augmente les frottements ; une grande
quantité d'eau s'écoule sans force au moment de l'amorçage Le
siphon Geneste et Hercher, fonctionne bien, même si sa section
supérieure n'est pas horizontale. La veine liquide se moule exac-
tement sur la courbe parabolique de l'ouverture du siphon ; les
frottements sont diminués, ce qui augmente la force de la chasse
d'eau ; il n'y a pas d'eau perdue au moment de l'amorçage.

a une équipe de 11 hommes. Les siphons de chasse réalisent donc dans le separate-system une économie aussi considérable que celle qu'ils réaliseront dans notre vieille canalisation en poussant à la mer les boues de la voie publique. Ils pousseront dans les drains tous les germes dangereux et de plus, ils déterminent dans la canalisation un appel d'air qui suit la direction du courant d'eau. Ils ont donc un triple avantage, économie, assainissement, obstacle à la production de mauvaises odeur.

Je n'ai rien à dire de particulier sur les drains de rue ; cependant certaines règles sont à appliquer aux confluents de plusieurs drains. Il est mauvais qu'un drain débouche dans un autre à angle droit ; le déversement des matières se trouve ainsi gêné ; un drain ne doit pénétrer dans un autre qu'à angle très aigu, en décrivant une courbe du plus grand rayon possible ; de plus le radier du drain affluent doit garder un niveau un peu supérieur à celui du drain principal ; par cette double disposition les remous, les reflux se trouvent évités et le facile déversement des matières est assuré.

Les conduites de maison sont en poterie ou en fonte ; leur diamètre est de 15 à 16 centimètres ; leur pente doit être assez forte, beaucoup plus forte que celle des drains de rue. Cette conduite reçoit les matières de water-closets et les eaux d'évier. Les siphons de water-closets et d'évier ne sont pas indispensables, car, avant de pénétrer dans le drain public, la conduite se recourbe en siphon ; ce siphon est placé dans les caves et muni d'un regard de façon que les corps étrangers qui viendraient à l'obstruer puissent être facilement enlevés.

L'obstruction de la canalisation publique se trouve ainsi empêchée.

La ventilation de la conduite de maison est utile. et, en certains détails, indispensable ; d'une part, il est facile de prolonger le tuyau de chute jusqu'au dessus du toit ; d'autre part, il est nécessaire de placer près du siphon un tuyau vertical qui s'ouvre sur trottoir, ou bien qui est prolongé sur la façade jusqu'au dessus du toit ; il est assez facile de le dissimuler ; grâce à ces moyens, l'air pur parcourt toujours le tuyau de chute et brûle rapidement les matières qui auraient pu s'y arrêter, et les communications avec l'atmosphère assurent le séjour dans le siphon de pied d'une quantité d'eau suffisante pour maintenir l'occlusion hydraulique ; faute de cette précaution, au moment où des liquides tombent en abondance dans la conduite, le siphon risquerait d'être vidé en partie. MM. Geneste et Herscher ont construit des siphons de démonstration qui ne laissent aucun doute sur la nécessité de ventiler la conduite si on veut maintenir l'occlusion hydraulique du siphon (1).

Il est parfaitement inutile de multiplier les siphons sur les tuyaux de chute ; c'est même nuisible ; les siphons de pied suffisent ; un plus grand nombre multiplie les points d'arrêt et nuit à la ventilation du tuyau.

Telles sont les règles essentielles à observer dans une conduite de maison ; il est clair que l'on peut y

---

(1) Je suis prêt à démontrer ce fait. Je possède un siphon de démonstration dont le fonctionnement ne laisse aucun doute sur la nécessité d'aérer l'appareil avant qu'il se recourbe.

ajouter une foule de perfectionnements, mais qui ne sont plus indispensables et sur lesquels par conséquent, il est inutile d'insister ici.

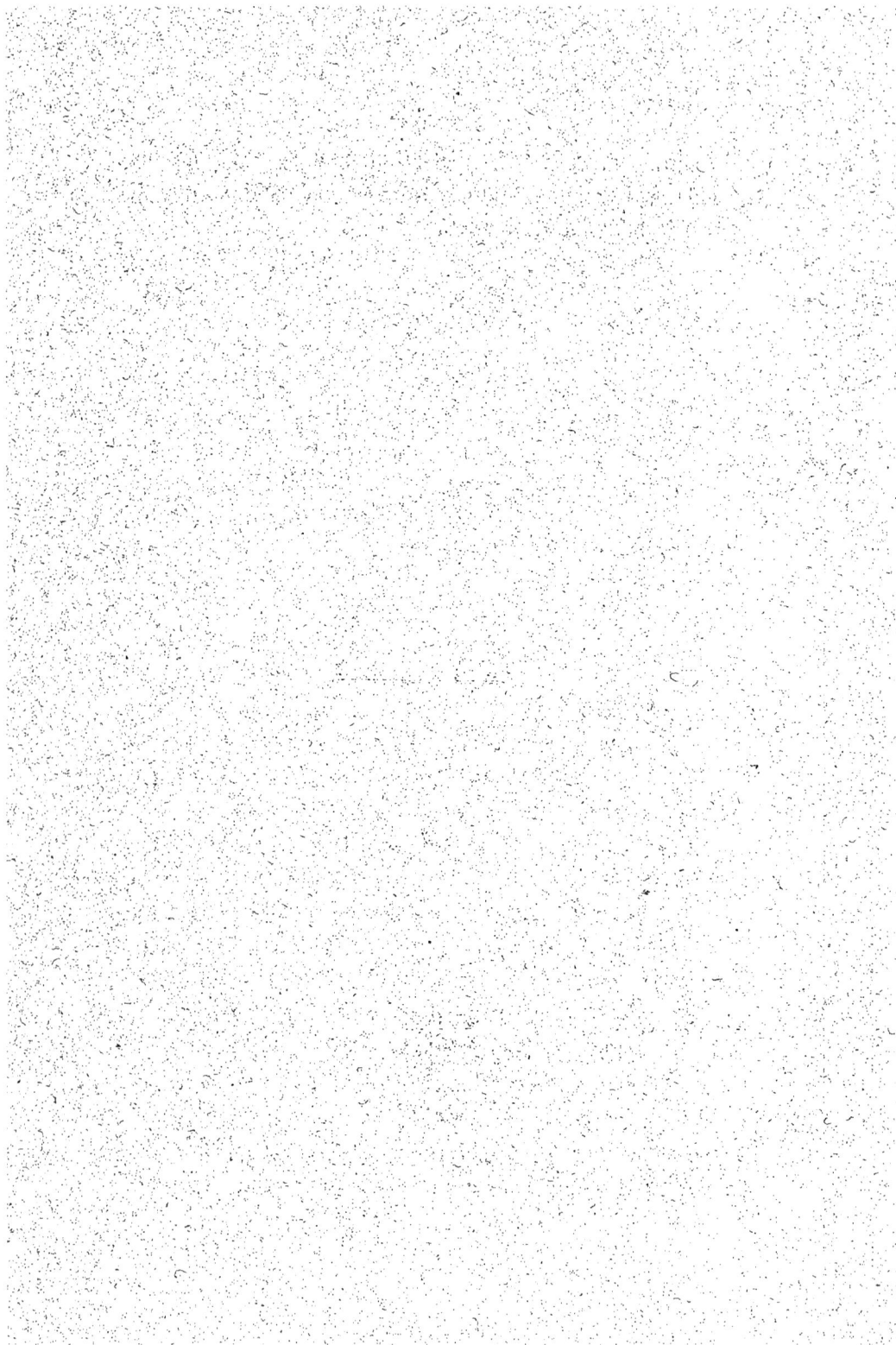

Deuxième Partie

———

PROJET MORRIS

———

Les développements que j'ai donnés précédemmen
me permettent de décrire beaucoup plus brièvement le
projet présenté par M. Morris, projet qui présente au
point de vue de l'hygiène la plus incontestable supé-
riorité.

Le projet est un separate-system ; la ville serait
drainée par une canalisation en grès, du type
Doulton, jointoyée de manière à former des canaux
imperméables. Les drains proposés sont vernis au sel et
cuits à une température de 14 à 1500 degrés au moins.

Le système est basé sur l'étude des pentes ; partant
de ce principe que les eaux se collectent en trois points,
qui sont : le fond du port à la cote de 7^m, l'extrémité
ouest du cours à la cote de 4,87, et la jonction de la rue

Halévy avec la rue de France, à la cote de 3,50, il dirige
en ce point tous les drains de rue. Ces drains ont en
général la pente du sol ; en quelques points seulement
ils ont une pente opposée ; je citerai comme exemple,
l'Avenue de la Gare. Le point le plus déclive de cette
avenue se trouve à son intersection avec la rue Adélaïde ;
à partir de ce point, les drains, dans les plans de M.
Morris, s'enfoncent dans le sol et conduisent les eaux
vannes de l'avenue de la Gare jusqu'à la place Masséna.
La cote du sol est de 21,30 au rond-point de l'avenue ;
de 6,42 au niveau de la rue Adélaïde ; de 8,25 à la place
Masséna ; or les drains qui seraient à 5ᵐ 20 au niveau
de la rue Adélaïde seraient à la place Masséna à 3,70.
Cette disposition répartit sur divers canaux l'apport des
eaux vannes vers les points déclives, et régularise par
conséquent le débit des divers drains.

Le problème consistait à recueillir dans un collecteur les eaux vannes ainsi amenées vers les points
déclives ; il importait en effet de ne pas souiller notre
plage par le déversement des immondices d'une ville
dont la population dépasse 100.000 habitants en hiver.
Pour cela, M. Morris construit un collecteur de forme
ovoïde, ayant 1,20 de hauteur, et 0,90 dans sa plus grande
largeur, en briques, cimenté et lissé à l'intérieur. Je
collecteur part de la rue Fodéré, au coin du boulevard
de l'Impératrice de Russie, à la cote de 6ᵐ 20, longe la
rue Fodéré, arrive rue Lunel à la cote de 5,90, suit la
rue Lunel jusqu'au coin de la rue Papacin (5,67),
s'enfonce dans le sol dans cette rue et arrive à la rue
Emmanuel-Philibert (5,66) ; il suit cette rue et arrive à
Raùba-Capeù à la cote de 4,50 ; tout ce trajet se fait en
tranchée. Devant l'hôtel des Princes, il est à 4 mètres ;

il suit alors le quai du Midi, coupe à la cote de 3,50 l'axe de la rue du Cours de manière à drainer ce point le plus déclive de la vieille ville qui est à 4,87 et arrive à la cote de 2,85 à l'extrémité Est du pont des Anges ; dans tout ce trajet le collecteur a la pente de 1,58 pour 1000. Le Paillon est traversé en siphon, le collecteur se trouvant à l'extrémité S.-E. du Jardin-Public à la cote de 2,60 et à la côte de 2,50 à l'extrémité Sud de la rue Halévy ; le point le plus déclive de la nouvelle ville qui est à 3,50 est ainsi drainé et par suite le collecteur a reçu en ce point toutes les eaux vannes de la ville de quelque point qu'elles viennent. A partir de ce point, le collecteur suit la promenade des Anglais, reçoit chemin faisant les drains des petites vallées torrentielles qui tombent à la mer, arrive au Magnan qu'il traverse en siphon et suit sa route jusqu'à la pointe de la Californie où il se plonge dans la mer, s'y plonge par deux et aux besoins quatre gros tuyaux en fonte qui vont déverser les eaux vannes le plus loin et le plus profondément possible.

A partir du pont des Anges, la pente du collecteur varie entre 0,56 et 1,50 pour 100(. A Dantzig la pente est de 0,41 à 0,66 par 1000 ; elle est à Francfort, de 0,50 ; à Breslau, de 0,55 ; à Dusseldorf, de 0,33 ; à Londres, de 0,37 à 0,75 ; à Paris, de 0,30 à 0,50. On voit donc que la pente du collecteur est parfaitement suffisante.

Je résume dans le tableau suivant les pentes des collecteurs dans les villes récemment drainées :

Tableau des Pentes par 1.000 mètres.

VILLES	ÉGOUTS SECONDAIRES	COLLECTEURS
Berlin.........		0^m33 à 0^m50 (Durand-Cl.).
Francfort......		0^m49 (Arnould).
Londres.......		0^m379 à 0^m75 (Arnould).
Bruxelles.....		0^m30 à 0^m50 (Arnould).
Breslau........		0^m55 (Durand-Cl.).
Dusseldorf.....		0^m33 (Arnould).
Dantzig........	1^m70 à 10^m (Durand-Claye)	0^m41 à 0^m66 (Durand-Cl.).
NICE........	**2^m20 à 155 (Morris).**	**0^m56 à 1^m58 (Morris).**

Le siphon du pont des Anges construit en fonte, entouré de ciment, a une charge 0,25 centimètres ; d'après l'expérience faite à Londres, des siphons fonctionnent parfaitement avec une charge moindre ; un seul fait de ce genre en dit plus long que toutes les théories et toutes les démonstrations. En cas d'obstruction du siphon, accident bien peu probable, mais possible, une vanne de décharge placée au quai du Midi et munie de tuyaux plongeant dans la mer, permettrait de le déboucher.

Tel est, dans son ensemble, le projet proposé par M. Morris ; la ville entière serait ainsi complètement drainée et l'évacuation des immondices serait parfaitement assurée ; un corps jeté dans la canalisation, en un point quelconque, mettrait pour en sortir 4 heures 56 minutes et 14 secondes.

Ce projet n'est qu'une application différente des principes posés par M. Durand-Claye ; il dispense de l'emploi toujours onéreux et quelquefois irrégulier des machines ; il est immédiatement exécutable au lieu que l'état de ses finances interdit à la Ville l'exécution du projet de l'éminent ingénieur de Paris.

Sept cent trous d'homme et trous de lampe rendraient facile la visite de la canalisation et en même temps en favoriseraient la parfaite ventilation ; et de plus on peut voir sur le plan la place de siphons de chasse placés en tête de chaque drain. Ces siphons de chasse pourraient être multipliés si l'expérience prouvait que cela est nécessaire. Ils assureraient le débit régulier des canaux, empêcheraient toute stagnation et permettraient de réaliser dans la canalisation la propreté la plus rigoureuse et la plus parfaite.

M. Morris propose de laver la canalisation par des siphons Field ; je préfère le siphon Geneste et Herscher. J'ai dit plus haut que le siphon Field, pour bien fonctionner, doit avoir sa section supérieure parfaitement horizontale, condition difficile à réaliser et à conserver au milieu des trépidations de la rue. Le siphon Geneste et Herscher fonctionne même s'il est fortement incliné ; presque toute l'eau est utilisée pour la chasse, au lieu que le siphon Field en perd une notable quantité qui s'écoule sans force avant qu'il soit amorcé.

Les connexions avec les maisons se feraient d'après les principes énoncés plus haut ; la conduite de maison présenterait un siphon de pied avant de pénétrer dans le drain public ; elle serait aérée par les procédés que j'ai décrits et dont on peut voir un dessin annexé aux plans. Si on estime à 1.200 grammes la quantité moyenne d'urine et de matière fécale excrétée par un

individu ; si on estime à 10 litres la quantité moyenne
d'eau jetée dans les éviers et les water-closets par chaque individu, on voit que chaque litre d'eau d'égout
contiendrait ainsi 120 grammes de matières fécales et
d'urine à sa sortie de la maison ; en versant dans les
égouts, par individu et par jour, 100 litres d'eau, chaque
litre d'eau d'égout contiendrait 1,20 centigrammes de
produits pouvant être nuisibles ; cette dépense d'eau
serait quotidiennement de 10.000 mètres cubes, alors
que la Vésubie nous en apporte 60,000. On voit donc
que la ville est assez riche en eau pour produire une
telle dilution qu'il n'est peut-être pas nécessaire de
pousser si loin. J'estime pour ma part qu'une dépense
de 6 à 8.000 mètres cubes par jour seraient suffisants,
car l'eau serait lancée dans la canalisation plutôt pour
pousser que pour délayer.

Il est incontestable que le projet Morris résume
tous les progrès de l'hygiène publique. On peut, il est
vrai, lui reprocher de ne pas drainer les maisons placées
sur le quai Lunel entre la rue Papacin et la place Belle-
Vue ; cela est vrai et ces quartiers ne pourraient être
drainés que par une section spéciale qui aurait son
débouché en mer, en un point à choisir ; mais ce projet
n'est pas encore étudié et il est par conséquent inutile
de l'examiner ; je ferai simplement remarquer que la
surface non drainée est bien petite par rapport à la
surface de la ville.

Si on regrettait de jeter à la mer un engrais qui
aurait peut-être encore quelque richesse, l'épuration
par le sol ou l'épuration chimique seraient encore
possibles, loin de la ville, dans un quartier désert ; mais
ces questions ne sont pas encore à l'étude ; un examen

spécial, très-délicat et très-approfondi, est nécessaire avant d'indiquer les solutions possibles. La projection des eaux vannes à la mer résout au moins le problème d'éloigner de Nice les immondices qui la souillent et qui la rendent malsaine. Il faut donc l'adopter, quitte à perfectionner ensuite si c'est possible. Il n'y a pas d'ailleurs à s'exagérer les inconvénients de cette solution : ce qui se passe sous nos yeux, sur la promenade des Anglais, à côté de la Jetée-promenade, se passera loin de Nice, à l'extrémité d'une pointe et avec une telle masse d'eau que les inconvénients observés à Nice ne se reproduiraient plus.

L'auteur du projet est M. Morris, de Brighton, qui a déjà exécuté des travaux publics de très grande importance et qui a fait plus d'une fois preuve de son talent d'ingénieur et de sa science d'hygiéniste. L'examen des plans édifiera complètement le Conseil sur ce point. L'usage de la canalisation serait facultatif.

L'exécution du projet Morris coûtera cinq millions. Bien qu'il n'entre pas dans mon cadre d'examiner la question financière, que cette question soit tout à fait en dehors de mes attributions, que je n'aie eu ni à l'étudier, ni à la discuter, je puis dire à titre de simple renseignement que M. Morris qui est en mesure de donner toutes les garanties de solvabilité qu'on voudra lui demander, se charge d'exécuter tous les travaux à ses frais. Il demande à la Ville une garantie d'intérêts éventuelle dont le chiffre maximum serait de 75.000 francs, et ces sommes seraient remboursées à la ville lorsque la recette aurait atteint un certain chiffre. M. Morris propose à ce sujet trois combinaisons qui vous seront soumises, combinaisons qui tendent soit à associer la ville aux bénéfices

au-dessus de la recette de 300.000 francs soit à lui
rembourser les avances qu'elle aurait faites. J'ai tenu
à me borner à la question d'hygiène et à réserver l'étude
de la partie financière du projet au Conseil Municipal
qui a seul qualité pour l'examiner ; je me borne à ces
indications générales que votre commission des finances
étudiera avec le soin qu'elle sait apporter à ses travaux.

Les recettes générales seront constituées par les
abonnements versés par les propriétaires qui déverse-
ront dans la canalisation les produits usés de leurs
immeubles. Le prix d'abonnement sera calculé d'après
la valeur locative de l'immeuble desservi. Les maisons
seraient divisées en quatre catégories. Le bureau d'hygiène a dû pour préparer ce travail se livrer à de longues
et laborieuses recherches et il a été puissamment aidé
par l'obligeance des agents des contributions directes qui
ont fourni leurs conseils, leurs renseignements avec
une complaisance dont je ne saurais trop remercier.

Ce travail ayant été fini tout récemment, M. Morris ne m'a pas encore remis le tarif définitif qu'il pro-
posera d'établir pour les abonnements ; une des causes
du retard est qu'il étudie le moyen de taxer les maisons
pauvres à 30 fr. et peut-être même à 20 fr.

S'il m'était permis dans cette question qui sort de
mes attributions, d'émettre un avis, je conseillerais à
l'Administration municipale d'être large au point de vue
des concessions financières autant que le lui permet
l'état précaire de sa caisse et de faire tendre tous ses
efforts à établir le drainage à bas prix des logements
de la classe ouvrière. Il ne s'agit pas d'économiser
quelques écus, il s'agit d'économiser des vies humaines.
En assurant à l'ouvrier et à tous le premier des biens,

la santé, on aura rendu le plus grand service qu'une
administration puisse rendre. Combien de familles
tombent à la charge de la charité publique par la mort
prématurée de leur chef! Que de frais, que de pertes
d'argent sont évitées en évitant la maladie et la mort!
En diminuant la proie annuelle de celle-ci, on assure
donc le bonheur et la prospérité de bien de familles, on
assure la prospérité de tous, car la salubrité de notre
pays est le premier élément de sa richesse.

Il est donc incontestable tant au point de la théorie
qu'au point de vue de l'expérience des autres villes, que
le projet Morris serait pour la ville de Nice un immense
bienfait, qu'il est de nature à assurer sur les bases les
plus sérieuses la sécurité et la prospérité des habitants.
Un avantage temporaire qui n'est pas à dédaigner dans
les temps difficiles que nous traversons, c'est qu'il fourni-
rait à la classe laborieuse un travail de grande importance, s'élevant à plusieurs millions, dont une bonne partie serait dépensée à Nice. J'en recommande donc l'adoption au Conseil Municipal avec l'intime conviction que je
le pousse à faire une belle et grande chose. Sans doute,
la réalisation de ce projet lésera quelques intérêts, cho-
quera quelques habitudes, soulèvera quelques critiques;
mais quel est le progrès qui n'a pas été acheté à ce
prix? Les chemins de fer n'ont-ils pas ruiné la poste
aux chevaux? Qui songe à s'en plaindre aujourd'hui?

En sollicitant l'approbation de ceux dont je
m'honore d'avoir été le collègue et de rester l'ami, je
suis jaloux de leur assurer l'honneur d'asseoir la prospérité de Nice sur son assainissement.

Lorsque le temps et l'évidence auront fait taire
toutes les critiques passagères et inévitables, on saura

rendre justice à ceux qui, entrant hardiment dans la voie du progrès, ont su, par une grande réforme, mériter la reconnaissance de leurs concitoyens. C'est à leur amour du pays que je m'adresse, à leur amour du bien, et je suis convaincu qu'ils tiendront à honneur de montrer qu'aux vaillants cœurs rien n'est impossible, et que dans leur court passage aux affaires, avec des moyens presque nuls, ils ont su assurer la réforme qui seule pourra obtenir de la Fortune de nouveaux sourires.

Mars 1887.

Mortalité comparée de diverses villes avant et après les travaux d'assainissement.

NOMS DES VILLES	MORTALITÉ GÉNÉRALE pour 1000 habitants			MORTALITÉ PAR FIÈVRE TYPHOIDE pour 10.000 habitants		
	Avant les travaux	Après les travaux	Sur 100 décès il en a été évité	Avant les travaux	Après les travaux	Sur 100 décès il en a été évité
Berlin (1)............				140 à 230	40 à 70	29.70
Hambourg				4.6	2.6	43.48
Francfort-sur-Mein....				91.	20.	78.
Dantzig.............	35.7	28.6	19.9	9.9	0.74	92.53
Berlin	38.9	29.5	24.2			
Bruxelles	31.	23.	25.9	5.5	1.9	65.46
Londres............	25.	21.	16.	3.3	1.7	48.49
Leicester...........	26.4	25.2	4.5	14.60	7.75	48.
Merthyr-Tydvil.......	33.2	26.2	18.	21.33	8.66	60.
Cheltenham				8.	4.66	41.8
Cardiff.............	33.2	22.6	32.	17.33	10.5	40.
Croydon	23.7	18.6	22.	15.	5.5	63.
Macclesfield.........	29.8	23 7	20.	14.25	8.50	48.
Newport............	34.8	21.6	32.	16.33	10.33	36.
Dover..............	22.6	20.9	7.	14.	9.	63.
Warwick	22.7	21.	7.5	19.	9	52.
Bambury	23.4	20.5	12.5	16.	8.33	36.
Salisbury	27.5	21.9	20.	7.5	1.75	75.
Ely................	23.9	20.5	14.	10.40	4.50	56.
Penrith.............				10.	4.50	55.
Straford-s-Avon.......				12.5	4.	68.
Brynmaw............				23.5	10.25	53.39
Morpeth............				16 5	10.	39.4
Ashby de la Zouch.....				13.5	5.75	54.41
Moyenne du bénéfice..			18.36			55.61

(I) Pour la ville de Berlin, les chiffres portent sur les maisons canalisées ou non canalisées. Les chiffres de Berlin ne sont pas compris dans les moyennes générales.
Même remarque pour Hambourg.

SOCIÉTÉ

de

MÉDECINE

et de

CLIMATOLOGIE

DE NICE

—

Nice, le 28 Mars 1887.

La Société de Médecine et de climatologie de Nice :

Après avoir examiné et discuté le projet de M. Moris, présenté par M. Balestre, émet l'avis que ce projet répond aux nécessités de l'hygiène publique à Nice, et invite la Municipalité à l'adopter et à assurer en outre, par l'exécution du projet Bérard, le nettoiement des voies publiques et des égouts actuels dont les matières de vidange et les eaux ménagères seront sévèrement exclues.

Cet avis a été adopté à l'unanimité.

LE PRÉSIDENT

Dʳ HALBRON.

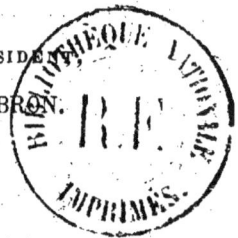

267

www.ingramcontent.com/pod-product-compliance
Lightning Source LLC
Chambersburg PA
CBHW071303200326
41521CB00009B/1886